DISSERTATION N.º 46.

MÉDICO-CHIRURGICALE

SUR LE RIRE,

CONSIDÉRÉ COMME PHÉNOMÈNE SÉMÉIOLOGIQUE ;

Présentée et soutenue à la Faculté de Médecine de Paris,
le 9 avril 1812,

PAR DENIS-PRUDENT ROY, d'Ecueillé

(Département de l'Indre),

DOCTEUR EN MÉDECINE;

Membre honoraire-émérite de la Société d'Instruction médicale ;
Ex-Chirurgien des Armées françaises en Espagne ; Elève de la
Faculté de Paris et des Hôpitaux civils de la même ville.

Si je n'y puis atteindre, heureux d'en approcher!
ANDRIEUX.

Trado, quæ potui.
SELLE, Rud. pyr.

A PARIS,

DE L'IMPRIMERIE DE DIDOT JEUNE,

Imprimeur de la Faculté de Médecine, rue des Maçons-Sorbonne, n.º 13.

1812.

FACULTÉ DE MÉDECINE DE PARIS.

Professeurs.

- M. LEROUX, Doyen.
- M. BOURDIER.
- M. BOYER.
- M. CHAUSSIER.
- M. CORVISART.
- M. DEYEUX.
- M. DUBOIS.
- M. HALLÉ.
- M. LALLEMENT.
- M. LEROY.
- M. PELLETAN.
- M. PERCY, Président.
- M. PINEL.
- M. RICHARD, Examinateur.
- M. SUE, Examinateur.
- M. THILLAYE.
- M. PETIT-RADEL, Examinateur.
- M. DES GENETTES.
- M. DUMÉRIL, Examinateur.
- M. DE JUSSIEU.
- M. RICHERAND, Examinateur.
- M. VAUQUELIN.
- M. DESORMEAUX.
- M. DUPUYTREN.

Par délibération du 19 frimaire an 7, l'École a arrêté que les opinions émises dans les dissertations qui lui sont présentées, doivent être considérées comme propres à leurs auteurs ; qu'elle n'entend leur donner aucune approbation ni improbation.

AUX AUTEURS DE MES JOURS,

J.-Bt. PETIBEAU ET M.-Mth. CORNET,

MES TRÈS-RESPECTABLES ET TRÈS-RÉVÉRÉS AÏEULS
MATERNELS ;

CH. ROY ET M.-M. PETIBEAU,

MON PÈRE ET MA MÈRE CHÉRIS.

*Hommage éternel de respect, d'attachement, de tendresse et
de piété filiale.*

AU MEILLEUR DES ONCLES,

MONSIEUR LOUIS-JN.-BT. PETIBEAU,

Curé de Genillé.

MON TRÈS-CHER ONCLE !

Un sourd-muet a dit, dans son langage représentatif, que
la reconnaissance était la mémoire du cœur. L'homme qui
n'apprécierait pas toute la justesse de cette ingénieuse défini-
tion, serait véritablement à plaindre : il n'aurait jamais connu

le besoin d'exprimer le plus doux des sentimens, celui qui sait nous rendre agréable le souvenir des bienfaits et nous faire chérir les dettes du cœur. Pour moi, tel est en ce moment l'état de mon ame, qu'il m'est plus aisé de sentir que de bien rendre ce que, je sens. Tout ce que je sais dire, c'est que je vous dois tout..... Le titre même auquel j'aspirais, et qui vient de combler mes vœux, est presque votre ouvrage. Que dis-je? sans vous, sans vos secours généreux, la carrière honorable et flatteuse qui s'ouvre aujourd'hui devant moi, m'eût été fermée à jamais. Vous seul avez encouragé et secondé mes efforts dans l'étude pénible et pourtant agréable d'une science qui sut vous plaire et décider mon choix.

Acceptez donc, ô mon très-cher et respectable oncle, ce trop faible gage d'un dévouement sans bornes! Car je veux que l'on sache, je veux que l'on dise que le premier essai de ma plume fut un tribut de reconnaissance et d'amour, et que celui qui l'agréa fut mon meilleur ami, mon bien-faiteur, l'appui tutélaire de toute ma famille.... Oui, je le sens à présent! si c'est un devoir cher et sacré que de se rappeler les dons que l'on a reçus, c'est aussi une jouissance bien grande que de pouvoir en perpétuer le souvenir. Les vôtres sont pour toujours gravés dans mon cœur. Si la bonté, la bienveillance, le désintéressement me les dispensèrent; le respect, l'amour, la gratitude les reçurent, et les publient.

D. P. ROY.

AVANT-PROPOS.

La Dissertation que l'on va lire, et que j'ai l'honneur de soumettre au jugement éclairé de mes maîtres dans la Faculté de Médecine de Paris, n'est qu'une très-petite partie d'un travail beaucoup plus étendu que j'avais entrepris d'abord, et qui devait faire le sujet de ma Thèse inaugurale. C'est un essai sur le rire considéré dans ses rapports physiologiques, séméiologiques, hygiéniques et thérapeutiques; en un mot, l'étude médicale du rire. Je crus, en me livrant à ce travail, pouvoir en embrasser à la fois toutes les parties et les traiter même avec quelques détails, sans pourtant excéder les bornes d'une simple dissertation. Je m'abusais. Une étude plus appro-fondie de mon sujet, de nombreuses recherches, une nou-velle manière de l'envisager, beaucoup de matériaux, et surtout la rédaction, m'ont enfin démontré l'impossibilité de comprendre dans le cadre étroit d'un acte probatoire une matière qui, pour être convenablement traitée, exige une étendue et une suite de développemens que ne comporte point une production de ce genre. Un abrégé n'eût offert qu'une série de propositions générales presque sans intérêt. C'est d'après ces considérations que je me suis décidé à ne présenter à la Faculté qu'une des parties purement médicales de mon sujet, la partie séméiologique, ou l'étude du rire considéré comme phénomène symptomatique dans quelques maladies tant internes que chirurgicales.

Puisse ce faible opuscule obtenir l'approbation de mes juges, ou au moins un signe d'indulgence et d'encouragement! Ce serait, à coup sûr, ma plus douce récompense, et en même temps le témoignage le moins équivoque de l'intérêt que me semble offrir par lui - même le sujet que j'avais eu dessein de leur soumettre en entier.

DISSERTATION

MÉDICO-CHIRURGICALE

SUR LE RIRE,

CONSIDÉRÉ COMME PHÉNOMÈNE SÉMÉIOLOGIQUE.

JE cherche à me faire une idée juste de ce que l'on doit entendre en médecine par rire symptomatique. Je parcours à dessein les écrivains les plus recommandables depuis *Hippocrate* jusqu'à nous. J'espère y trouver sur ce phénomène pathologique des notions nettes, claires, précises; et je ne rencontre, le plus souvent, qu'incertitudes, que dénominations arbitraires, inexactes, et quelquefois ridicules, confusion dans les termes, interprétations fausses, explications hypothétiques, vacillation et obscurité dans les idées, analogies bizarres ou forcées, opinions dissemblables ou contradictoires; en un mot, rien qui puisse satisfaire véritablement un esprit méthodique et sévère dans l'observation exacte des faits.

Cependant on a beaucoup parlé du rire considéré comme signe de quelques maladies particulières. Ce phénomène s'est plusieurs fois offert à l'observation clinique des maîtres de notre art, qui nous ont transmis à ce sujet un assez grand nombre d'histoires intéressantes. Mais il faut l'avouer, ces faits ne sont encore ni assez multipliés, ni surtout assez précis dans leur ensemble, pour pouvoir servir de base à une théorie rigoureusement identique, et toujours conséquente sur le vrai caractère du rire morbide en général ; et il règne encore sur ce point de médecine pratique une grande obscurité et beaucoup de confusion. J'en trouve l'origine et la cause dans le défaut d'examens cadavériques bien faits, et principalement dans l'acception vicieuse ou mal déterminée du mot *rire*, dans l'état sain comme dans l'état pathologique,

Essayons pourtant de jeter quelque jour sur cette question séméio-logique encore mal envisagée par les auteurs, ou trop négligée dans ses détails. Pour parvenir, s'il est possible, à notre but, commen-çons par fixer nos idées sur l'objet spécial de nos recherches ; présen-tons-les avec ordre et précision ; assignons la valeur rigoureuse des termes ; ocnsultons en tout l'observation et l'expérience, seuls guides capables de diriger sûrement notre marche ; et à l'aide des faits, étayés du raisonnement et analysés par une saine critique, peut-être arriverons-nous à une doctrine, sinon plus lumineuse, du moins plus exacte et plus méthodique. Telle est la tâche que je me suis imposée et que je vais m'efforcer de remplir dans cet Essai de sé-méiologie du rire.

Je l'ai divisé en deux sections générales et distinctes. Dans la première section, je considère le rire pathologique en lui-même et d'une manière générale, sans avoir égard aux cas particuliers dans lesquels il se présente comme symptôme morbide. La seconde est consacrée à l'étude du rire examiné dans ses rap-ports avec les maladies, ou en tant qu'il peut fournir sur le dia-gnostique et le pronostic de quelques-unes d'entre elles des rensei-gnemens utiles ou des indications thérapeutiques.

Occupons-nous avant tout du rire pathologique en général.

SECTION PREMIÈRE.

Du Rire pathologique considéré en général.

S'il était rigoureusement vrai que l'exactitude et la perfection du langage d'une science fussent toujours subordonnés à son avancement, et en indiquassent en quelque sorte la marche et les progrès, il y en aurait peu qui, sous ce rapport, dussent paraître plus près de leur berceau que l'art de guérir, dont la nomenclature est en général si peu méthodique, et presque constamment arbitraire, ou même très-défectueuse. Cette assertion, qui peut être juste pour les sciences de raisonnement, ne l'est pas toujours pour les sciences de fait, qui n'avancent qu'à pas lents et progressifs vers le terme toujours reculé de leur entière perfection, mais dont les résultats sont aussi par là même plus stables et plus certains. Or, la médecine appartient essentiellement à cette dernière classe. Ce n'est pas pourtant que, dans l'étude de cet art conservateur, le raisonnement ne doive marcher toujours à côté de l'observation : ces deux choses sont même réellement inséparables; mais sans le secours de la seconde, le premier mène sûrement à l'erreur. Que de gens cependant veulent plier les faits à leurs systèmes !

Si la médecine a pu faire et a fait en effet de très-grands progrès, quoique parlant toujours une langue inexacte et souvent barbare, on n'en doit pas moins desirer plus de précision dans le choix de ses dénominations. C'est ce but qu'ont entrevu et en grande partie atteint quelques savans de nos jours, à qui la science doit beaucoup de vues grandes et vraiment philosophiques.

Cette dernière réflexion est surtout applicable au sujet que je traite, puisque le vague qu'il présente sous quelques rapports tient pour beaucoup, ainsi que je l'ai dit, au vice des dénominations.

Je ne viens pas pourtant m'ériger ici en novateur indiscret; je

2

ne veux qu'être exact, et raisonner uniquement d'après l'expérience
attentive des faits. C'est le seul moyen d'être conséquent avec soi-
même et avec les principes d'où l'on part.

Et d'abord, qu'est-ce donc que le rire pathologique? Si je con-
sulte les auteurs, je trouve rangés sous la même dénomination générale plusieurs phénomènes morbides très-différens à bien des égards.
C'est ainsi, par exemple, que, donnant au mot de *ris sardonique*
une extension en quelque manière indéfinie, on a successivement
désigné sous ce nom, tantôt la rétraction spasmodique des lèvres,
sans aucun effort respiratoire sonore (et c'est son acception la
plus ordinaire, il est vrai), tantôt une simple torsion de la bouche (1),
comme dans le cas d'hémiplégie, et d'autres fois enfin un véritable
rire convulsif, marqué par des secousses expiratoires et une suite
de sons vocaux plus ou moins bruyans et prolongés. Ce n'est pas
tout ; on a aussi quelquefois regardé comme une espèce de *ris sardonique* la configuration particulière de la bouche dans quelques
cas de luxation de la mâchoire inférieure. Très-certainement, ces
divers états n'ont de commun entre eux que le nom, et la première différence qui les distingue, est celle même de la cause dont
ils dépendent.

Je n'en dirai pas davantage ici pour prouver ce que j'ai avancé
en commençant cet Essai : ce simple exposé justifie de reste mon
assertion. On me dira peut-être qu'ici la confusion ne roule guère que
sur les mots, et que jamais un praticien instruit ne confondra entre
eux ces différens phénomènes symptomatiques. Je le sais. Mais je

---

(1) Le mot *bouche* a, dans le langage anatomique, aussi bien que dans l'expression vulgaire, deux acceptions distinctes : il s'entend, ou de la cavité buc-
cale elle-même, ou de l'ouverture faciale qui conduit à cette cavité. Je
crois donc devoir avertir ici que, dans tout le cours de cette Dissertation, je
me sers du mot *bouche* pour désigner non-seulement la fente transversale que
circonscrivent les lèvres, mais encore ces derniers organes, ainsi que toutes les
parties comprises dans la région labiale du visage.

sais très-bien aussi que si l'on veut abuser ainsi des termes, sans en mieux préciser la signification, c'est un excellent moyen pour brouiller tout et ne pouvoir plus s'entendre. En voulez-vous une preuve ? consultez les observations particulières où il est parlé du rire pathologique sous le nom de *ris sardonique*, par exemple : il vous sera quelquefois très-difficile de déterminer avec exactitude si le symptôme désigné par cette expression vague consistait dans une pure rétraction convulsive des lèvres, ou si c'était en effet un rire véritable; états qu'il importe beaucoup de distinguer l'un de l'autre. Et quand je dis que la dénomination de *ris sardonique*, employée indiffé-remment, ne renferme qu'une idée vague, je n'avance point une pro-position exagérée : elle est déduite de l'observation raisonnée des faits. Un exemple rendra cette vérité plus saillante ; et c'est le seul que je veux reproduire ici, parce que lui seul suffit à mon objet. On connaît l'histoire que rapporte *Hippocrate* d'une blessure du dia-phragme qui fut suivie d'un rire convulsif et tumultueux; fait si souvent cité, et que j'aurai occasion d'indiquer moi-même dans un autre endroit de cette Dissertation. C'est à ce fait qu'en appellent presque tous ceux qui disent quelque chose du *ris sardonique*, terme qui, pour l'ordinaire, exprime la diduction spasmodique de la bouche. Or, le symptôme noté par *Hippocrate* était un rire écla-tant, un rire véritable.

Voilà donc une source naturelle d'équivoques, de fausses inter-prétations, qu'il est pourtant essentiel d'éviter, si l'on veut parler selon les règles d'une saine logique, et prévenir les conséquences presque inséparables d'un langage inexact et vicieux. Heureuse-ment qu'aujourd'hui, grace au zèle philosophique autant qu'éclairé de professeurs célèbres, la marche adoptée dans l'enseignement clinique, l'exacte et lumineuse simplicité qui préside à la rédaction des observations médicales, rendent de pareilles erreurs ou impos-sibles, ou plus difficiles à commettre.

Autant le sourire se distingue du rire proprement dit, dans l'état sain, par des attributs caractéristiques très-remarquables, autant et plus encore le spasme rétractile des lèvres, et les diverses configurations accidentelles et morbides qu'affecte la bouche diffèrent-ils du véritable rire symptomatique. Et de même qu'il y a un *sourire* et un *rire* physiologiques, de même aussi convient-il d'établir une distinction tranchée entre le *sourire* et le *rire* pathologiques.

Je partirai de là pour développer mes considérations générales sur le sujet que j'embrasse. Elles seront comprises dans deux articles. Le premier aura pour objet le *sourire symptomatique ;* le second pour but le *rire pathologique proprement dit.*

ARTICLE PREMIER.

Du Sourire symptomatique.

En groupant sous le nom collectif de *sourire symptomatique* les divers états du visage et de la bouche spécialement, dans lesquels on a cru remarquer quelque sorte d'analogie avec l'expression ordinaire du sourire véritable, je suis bien éloigné de leur assigner un caractère identique, ou de vouloir les assimiler complétement entre eux : ce sont autant de symptômes ou effets particuliers d'une cause différente, qui ont une physionomie propre et distinctive. Je veux seulement les isoler par là du rire symptomatique proprement dit, duquel ils diffèrent encore davantage. Examinons-les donc successivement, et indiquons les signes caractéristiques de chacun d'eux en particulier.

J'admets deux états de la bouche essentiellement distincts, ou deux grands modes d'expression pathologique faciale, relativement au sujet que je traite, et je les désigne par les noms de *sourire morbide aspasmique* (1), et de *sourire morbide tétanique.* Le premier va d'abord m'occuper.

_____

(1) C'est sans doute un mérite facile que de créer des mots nouveaux, que l'on étale ensuite avec emphase ; mais c'est peut-être aussi, comme on l'a dit, le

§. I.er *Sourire morbide aspasmique.*

Peut-être ce mode d'expression-faciale est-il le seul qui dût conserver véritablement la dénomination de *sourire symptomatique*, si l'on voulait parler un langage exact et rigoureux, puisqu'il ne diffère guère du sourire ordinaire ou de l'homme sain, que relativement aux circonstances particulières dans lesquelles il s'exprime et par rapport à l'état pathologique qu'il dénote. Il offre en effet la même physionomie générale, seulement avec des variétés individuelles, ou déterminées par la nature de la maladie qu'il sert à caractériser. Au contraire, le *sourire tétanique*, dont je parlerai bientôt, s'éloigne toujours beaucoup, ou diffère même absolument de l'expression physionomique du sourire naturel.

Le sourire morbide aspasmique présente encore ceci de particulier : il s'exerce toujours machinalement, comme à l'insu du malade, et ne participe point du tout de l'état convulsif ou spasmodique des muscles, dont la force contractile reste la même ; caractère tranché qui le distingue d'abord du *sourire tétanique*. Il n'est que le résultat nécessaire d'une perversion des facultés mentales, l'effet d'une joie maniaque, ou un symptôme de délire aigu ; et dans tous ces cas, il a lieu par la même raison, et de la même manière que tous les autres actes extravagans ou désordonnés que l'on observe en même temps que lui. C'est un mouvement simple, passager, fugace des muscles affectés au sourire dans l'état sain. C'est bien toujours un mode d'expression du sentiment, mais que la volonté ne dirige plus, ou plutôt, qui est actuellement subordonné

---

signe le moins équivoque de la pénurie des idées et de la difficulté de les exprimer avec clarté. Pour moi, qui me sers ici du mot de *sourire aspasmique*, je dirai que, ennemi d'ailleurs de tout néologisme, je n'ai eu d'autre but que celui d'exprimer et de caractériser exactement le symptôme désigné par ce nom, et d'éviter de longues et fréquentes périphrases.

à un nouvel ordre de combinaisons intellectuelles, à de nouvelles
volitions de l'organe pensant. Aussi ne voit-on guère paraître le
sourire aspasmique que dans certaines espèces de vésanies, dans
quelques maladies aiguës ataxiques, ou compliquées d'ataxie délirante.

Ainsi que je le disais à l'instant, le sourire morbide aspasmique
peut s'offrir sous plusieurs aspects différens et surbordonnés au
genre d'affection dont il est l'effet, et par suite, au caractère des
passions de l'ame qui agitent alors les malades. Or, les nuances ou
traits fugitifs du sourire aspasmique sont variés comme les émotions
intérieures qu'ils expriment; et c'est encore une nouvelle analogie
avec le sourire physiologique. En effet, observez attentivement les
malades sur la figure desquels vient se peindre ce muet langage de
la pensée, et vous distinguerez aisément dans ses traits le caractère
de la passion ou du sentiment sur lesquels roule alors exclusivement ou en partie le délire, ou la perversion des facultés affectives. C'est ainsi que se dessinent le sourire de la joie, du ravissement, de l'admiration, de la contemplation, de l'extase, ou le sourire de la hauteur, de la fierté, du dédain, de la suffisance, de
l'orgueil, de la bouffissure chez certains maniaques; le sourire
niais, imbécille, stupidement prolongé de quelques idiots. Des
éclats de rire véritables s'y joignent quelquefois.

De plus longues recherches sur le mode particulier d'expression
du sourire dans quelques cas pathologiques seraient plus curieuses
à faire sous le rapport de l'état moral qu'elles ne deviendraient vraiment utiles à la connaissance des maladies et dans les indications cu-
ratives. Je passe donc à l'examen général du sourire morbide tétanique, bien plus important à considérer ici.

§. II. *Sourire morbide tétanique.* (Ris sardonique des auteurs.)

J'appelle *sourire morbide tétanique,* cet état convulsif particulier du
visage, et de la bouche spécialement, que presque tous les auteurs
ont coutume de désigner sous le nom de *rire* ou *ris sardonique,*

ou *sardonien ;* dernière épithète, qui, comme je l'ai fait remarquer, présente une acception trop vague, trop indéterminée, par
cela même vicieuse, et à laquelle j'ai cru devoir substituer celle
plus exacte, vraiment qualificative de *sourire tétanique,* qui me
paraît indiquer très-bien le caractère essentiel du phénomène morbide dont je m'occupe en ce moment.

Causes générales. La cause immédiate ou prochaine du sourire
tétanique consiste toujours dans une lésion ou aberration particulière de la sensibilité et de la contractilité animales, mode d'altération inconnu dans sa nature, et appréciable seulement par ses
effets. Les causes déterminantes ou occasionnelles, aussi nombreuses que variées, se ressemblent néanmoins en ceci : c'est qu'en
dernier résultat, elles agissent constamment de la même manière sur le principe de ces deux grandes propriétés vitales, en
produisant ce genre de perturbation nerveuse et contractile dans
les mouvemens musculaires de la face. Elles ne diffèrent pas, au
reste, des causes excitantes des convulsions en général. Aussi le
sourire tétanique se manifeste-t-il fréquemment dans les cas de
maladies spasmodiques, nerveuses, ataxiques, vermineuses, à la
suite de certains empoisonnemens, de plaies, de piqûres ou de
dilacérations de nerfs, après quelques opérations chirurgicales...
J'observe encore qu'il ne peut jamais exister sans une lésion physique quelconque, sans un nouveau mode de sensibilité et de contractilité cérébrales; tandis que le sourire vraiment aspasmique
ne suppose qu'une perversion directe ou sympathique des fonctions
sensoriales.

On a plus particulièrement assigné pour condition essentielle de
ce que l'on nomme communément *ris sardonique,* les blessures et l'inflammation du diaphragme, l'empoisonnement par la renoncule scélérate (*ranunculus sceleratus* de *Linnæus*), quoique peut-être ils
n'en soient pas en effet la cause la plus ordinaire. Au surplus, nous
verrons dans la section suivante ce qu'il faut penser de ces opinions

plutôt traditionnelles et crues sur parole depuis nombre de siècles; qu'établies sur des faits positifs et irréfragables.

Caractères généraux. Diagnostique. Le sourire tétanique appartient bien évidemment à la classe des maladies convulsives ou spasmodiques, ainsi que l'annonce d'avance la dénomination même par laquelle je le désigne; mais c'est seulement à titre de symptôme: car jamais il ne constitue une maladie essentielle et primitive; il est toujours l'effet d'une maladie particulière quelconque. C'est donc bien à tort que *Sauvages*, qui, au reste, a, comme on sait, multiplié indéfiniment les espèces des maladies, en considérant comme telles de purs symptômes, a fait le genre *trismus*, dans lequel il range, d'ailleurs avec raison, l'état spasmodique dont je parle ici, et qu'il a subdivisé même en plusieurs espèces.

Quelques personnes regardent le tétanos comme une affection symptomatique. Cela peut être généralement vrai. Or je crois le sourire tétanique très-analogue au trismus maxillaire; ou plutôt je le considère comme une simple variété de cette rigidité spasmodique, qui, elle-même, en est une du tétanos proprement dit. J'ai aussi pour moi le sentiment de M. le Professeur *Richerand* (1), qui pense que ce que l'on appelle vulgairement *ris sardonique* a des rapports avec cette terrible maladie des systèmes nerveux et musculaire animal. Voici toutefois à quels signes caractéristiques on distingue généralement le sourire tétanique.

Son invasion a lieu d'une manière lente, ou plus ou moins prompte. Elle peut être précédée de phénomènes généraux ou partiels, variés suivant les différens cas. *Avicenne* (2) indique comme symptômes précurseurs locaux une douleur qui se fait sentir dans *les os* de la face, avec une espèce d'engourdissement et de trémulation de la peau qui les recouvre. Il est évident que la douleur signalée par le

_____

(1) Nosogr. chirurg., t. 2, p. 308, 2.ᵉ éd.
(2) De Medic. cordial., lib. 3, cap. 16.

médecin arabe n'a point son siége dans les os du visage eux - mêmes, parfaitement insensibles dans l'état ordinaire; mais bien plutôt
dans les nerfs nombreux qui les traversent ou rampent à leur sur-
face, et viennent animer les muscles ainsi que le tissu dermoïde de
cette région du corps. C'est réellement une sorte de névralgie faciale.

Le sourire tétanique une fois bien caractérisé, on observe, en
général, les phénomènes suivans. La physionomie est toujours plus
ou moins sensiblement altérée dans son ensemble. Les traits sont quel-·
quefois comme épanouis, de manière à exprimer une sorte de physionomie gaie; d'autres fois diversement concentrés, abattus, ceux de
la région labiale étant seuls dirigés démesurément en dehors; ce qui
offre dans l'aspect du visage un pénible contraste, et ne permet pas
d'assimiler cette expression exagérée de la bouche au jeu physionomique du sourire véritable. La figure paraît quelquefois agitée de petits mouvemens convulsifs, partiels ou généraux. Les lèvres sont surtout fortement distendues, élargies, rétractées vers les joues, la bouche restant close ou plus ou moins largement ouverte, et de telle
sorte, que les dents se découvrent en grande partie : quelquefois les
lèvres, tirées latéralement, demeurent rapprochées l'une de l'autre
vers le centre de la bouche entr'ouverte seulement de chaque côté,
près des angles. Les joues se dépriment, se creusent plus ou moins et
saillissent vers les pommettes; les mâchoires, rapprochées, se serrent
quelquefois spasmodiquement; les dents se heurtent et craquent.
Un seul côté du visage peut être affecté, une des commissures labiales, par exemple, étant tiraillée et entraînée vers l'oreille correspondante, l'autre conservant sa disposition naturelle. Il y a alors
une véritable torsion convulsive de la bouche. La contraction spasmodique des muscles de la face, des lèvres en particulier, est ordinairement permanente, comme dans les affections tétaniques proprement dites; quelquefois, et plus rarement, elle s'exerce d'une
manière alternative, comme dans les convulsions en général (1).

_____

(1) Cette différence dans les deux modes de contraction forcée des muscles

3

Cette disposition morbide de la bouche dépend de la rétraction involontaire et forcée des muscles qui se rendent aux lèvres et sont
destinés à en opérer, dans l'état sain, la diduction latérale ou per-
pendiculaire. Il est très-difficile, ou tout-à-fait impossible de ramener
les lèvres et leurs muscles abducteurs à leur état accoutumé ; ils
sont durs, roides et s'opposent toujours plus ou moins énergique-
ment à tout effort opposé, ou d'adduction, la force rétractile du
muscle constricteur labial ne pouvant surmonter, ni même contre-
balancer celle réunie de ses nombreux antagonistes spasmodiquement contractés. Et remarquons en passant que, de même que dans le
tétanos véritable, en conséquence d'une perversion singulière dans
l'exercice de la contractilité musculaire animale, les muscles exten-
seurs acquièrent sur les fléchisseurs une prépondérance très-remarquable ; pareillement les muscles diducteurs de la bouche jouissent-
ils, dans le sourire tétanique, d'une force contractile proportion-
nelle plus grande que l'orbiculaire labial, leur antagoniste commun,
muscle qui, dans l'état ordinaire, contre-balance l'effort isolé ou
réuni de leur contraction, qu'il excède même très-manifestement,
puisque l'occlusion de la bouche est, dans ce dernier cas, la disposition
habituelle et presque constante de cette ouverture (1). Souvent on
observe une sorte de ptyalisme, les lèvres, écartées, n'opposant plus

du visage, dans le cas dont il s'agit ici, aurait pu me porter à admettre deux
variétés du sourire spasmodique, un *sourire convulsif*, effet de la contraction
alternative des muscles labiaux, et un *sourire tétanique* proprement dit, dû à
la convulsion permanente de ces mêmes muscles ; mais j'ai craint de trop
multiplier les sous-divisions. Au reste, ces deux manières d'être ne me paraissent pas devoir constituer deux états essentiellement distincts ; et s'il y a
entre eux quelque différence, elle est plutôt dans le mode que dans la nature
même de la convulsion.

(1) Une disposition absolument inverse a lieu quelquefois : c'est lorsque le
muscle constricteur labial, fortement contracté, rétrécit l'ouverture de la
bouche, qu'il fronce, porte en avant et figure en manière de trompe. D'autres
fois aussi c'est un renversement complet de la lèvre inférieure sur le menton.

de résistance à l'écoulement de la salive au dehors, peut-être aussi par l'effet d'une secrétion plus abondante et plus active de ce liquide et de la difficulté d'avaler. Rarement les lèvres, ou plutôt leurs muscles abducteurs sont-ils seuls affectés. Presque toujours les autres régions mobiles de la face le sont simultanément, et l'agitation convulsive des yeux, des sourcils, des paupières, des ailes du nez, de la langue, des muscles thoraco-faciaux (peauciers), s'y joint aussi quelquefois. *Cælius Aurelianus* observe qu'en outre le spasme peut s'étendre jusqu'au cou, aux épaules, de telle sorte que le malade présente l'attitude d'un porte-faix qui s'efforcerait de soulever et de transporter un pesant fardeau : *Ut etiam colla atque humeros rapiat, et ita patientes faciat commoveri, tanquam onus humeris bajulantes transferrendi ponderis causâ* (1). Mais n'est-ce pas là véritablement une variété de ce que l'on nomme *emprosthotonos ?* et cette dernière considération n'ajoute-t-elle pas à l'idée que nous nous sommes faite du sourire tétanique ? Quoi qu'il en soit, il n'est pas rare, selon la remarque de *Celse*, de voir survenir alors de la fièvre et un changement alternatif dans la coloration du visage, qui devient plus ou moins rouge ou livide, ou conserve à peu près sa couleur habituelle : « *Is cum acutâ ferè febre oritur : os cum rictu quodam pervertitur, ideòque nihil aliud est quàm distortio oris. Accedit crebra coloris in facie totoque corpore mutatio : somnus in promptu est* » (2).

On conçoit très-bien les effets fâcheux que doit entraîner à sa suite l'état que je viens de décrire, tels que l'embarras ou l'impossibilité des mouvemens de la mâchoire, la difficulté de la déglutition, l'altération de la voix et de la parole. Le sourire tétanique peut être accompagné parfois du rire morbide véritable. Il y a délire plus ou moins marqué, ou intégrité parfaite des fonc-

(1) *Cælii Aureliani*, Morborum chronicorum, lib. 2, cap. 11 : de canino raptu.

(2) De re m ed ic â, lib. 4, cap. 1.

tions intellectuelles, fièvre ou apyrexie complète. Enfin l'on observe, suivant les circonstances, différens modes d'altérations pathologiques, plusieurs phénomènes variés concomitans, qu'il ne m'appartient pas de mentionner ici.

Le diagnostique du sourire tétanique est toujours facile. Il n'y a que l'impéritie la plus grossière, ou une exploration peu attentive des faits qui puissent donner lieu à quelques méprises à ce sujet. Cependant il est un autre état morbide de la bouche, qui, à la première inspection, paraît avoir quelque analogie avec une variété particulière du sourire tétanique, et que l'on a quelquefois appelé, très-mal à propos sans doute, du nom vague de *ris sardonique*. Je veux parler de la diastrophie ou déformation accidentelle et morbide de la bouche, qui reconnaît toute autre cause que l'état convulsif des muscles moteurs de cette partie du visage, lesquels agissent comme diducteurs ou comme constricteurs de cette ouverture.

Comme il n'entre pas dans mon plan de m'appesantir beaucoup sur ce dernier symptôme, qui doit être envisagé sous un autre point de vue, je me contenterai de signaler dans un court parallèle les caractères qui le distinguent du véritable sourire tétanique, principal objet de mes recherches, et qu'il importe de ne lui pas comparer.

Plusieurs causes différentes peuvent déterminer la distorsion accidentelle de la bouche. Je ne dois parler ici que de la diastrophie hémiplégique, parce que c'est la seule que l'on pourrait confondre avec une des manières d'être du sourire tétanique.

Nous avons vu que ce qui distingue essentiellement le sourire tétanique, c'est la rétraction active et vraiment spasmodique des lèvres et des muscles qui s'y rendent ; effort convulsif dont il est l'effet immédiat et constant. La distorsion labiale est le résultat d'une force en quelque sorte passive, la conséquence nécessaire d'une hémiplégie complète ou seulement bornée à un côté de la face ; cas dans lequel l'antagonisme musculaire étant détruit, la bouche cède à la traction des muscles du côté sain, qui agissent uniquement alors sur elle en raison de leur contractilité de tissu, et non pas spasmodiquement.

Dans le sourire tétanique, les lèvres et leurs muscles abducteurs offrent une rigidité, une roideur, une dureté toujours plus ou moins remarquables : il est difficile, ou même impossible de ramener à son état ordinaire la bouche convulsivement distendue. Dans la diastrophie paralytique, au contraire, d'un côté les muscles labiaux sont flasques, mous, incapables de résistance active ; de l'autre, ils n'opposent qu'une force modérée à l'effort exercé en sens contraire pour en surmonter la contractilité de tissu, et il devient toujours facile de rendre, du moins instantanément, à la bouche ses dimensions et ses rapports accoutumés.

La torsion paralytique de la bouche n'a jamais lieu que d'un côté. Dans le sourire tétanique, les deux angles des lèvres sont ordinairement dirigés à la fois vers l'une et l'autre oreilles. Lorsque la bouche est déjetée d'un seul côté, cette déviation peut dépendre de deux causes, ou de la convulsion partielle et latérale du visage, ou de l'hémiplégie de cette région du corps. Dans le premier cas, la commissure labiale se dirige vers les muscles malades, et toujours plus ou moins durs et tendus ; dans le second, elle est entraînée du côté sain, dont les muscles n'offrent jamais d'ailleurs à la pression ni la dureté ni la tension rigide des premiers.

Une douleur locale plus ou moins forte accompagne communément le sourire tétanique. Rien de semblable ne se remarque d'ordinaire dans la diastrophie hémiplégique.

Il est une circonstance particulière dans laquelle la variété du sourire tétanique où la bouche est tirée d'un seul côté et la diastrophie labiale paraissent se confondre, ou plutôt succéder l'une à l'autre. C'est lorsqu'un côté de la face étant paralysé, l'autre est en convulsion. Pendant que l'état convulsif persiste, la bouche semble offrir une manière d'être du sourire tétanique. Lorsque cet état cesse, la torsion paralytique devient évidente. Dans l'un et l'autre cas, les lèvres sont constamment attirées vers le côté opposé à la paralysie, soit d'une manière spasmodique, soit seulement en raison de la force inhérente aux muscles qui ont conservé leur myotilité.

Kerckringius rapporte l'histoire fort extraordinaire d'une femme dont la physionomie changeait d'expression suivant les différentes phases lunaires. Très-jolie et avec des traits réguliers aux pleines lunes, sa figure changeait entièrement de caractère dès que la lune décroissait. Ses yeux, son nez, sa bouche se tournaient alors tout d'un côté, et de telle sorte, qu'elle n'osait se montrer tant que cette déformation du visage durait, c'est-à-dire, jusqu'à ce que la planète à l'influence de laquelle elle se trouvait si étrangement soumise, offrant une phase plus lumineuse, eût rendu peu à peu à sa figure son aspect et son charme accoutumés (1).

Au surplus, le diagnostique respectif de ces deux modes d'expression morbide de la face sera toujours aisé à déterminer exactement, n'eût-on même égard qu'aux symptômes congénères de chacun d'eux dans les cas particuliers où ils se montrent comme phénomènes symptomatiques. Je ne m'en occuperai donc pas davantage.

Variétés. Nomenclature. Nous venons d'étudier les caractères spécifiques généraux du sourire tétanique. Il se montre quelquefois sous certaines modifications ou variétés d'expression, dont quelques-unes ont reçu des noms particuliers, quoiqu'en effet les nuances qui les distinguent entre elles ne soient pas d'ordinaire assez remarquables, pour qu'il faille assigner à chacune une épithète différente. Aussi, je pense que la dénomination de *sourire tétanique* peut très-bien convenir à toutes, et les comprendre toutes. Elle a de plus le mérite de l'exactitude et de la simplicité. Indiquons

---

(1) Observ. anat. rarior., cent. 1, observ. 92, p. 176.

(23)

pourtant ces légères nuances d'un seul et même symptôme, dont le caractère essentiel et distinctif consiste toujours, avons-nous dit, dans la rétraction convulsive des muscles diducteurs de la bouche.

Le mot de *rire sardonique* est un terme en quelque sorte générique, dont le sens est assez vague, ainsi que je l'ai remarqué (1). Cependant on l'applique le plus souvent à la désignation générale des diverses configurations morbides de la bouche de cause spasmodique. Si donc nous le prenons dans cette dernière acception, nous voyons qu'ici même toutes les variétés que nous allons passer en revue s'y rattachent, et que, rangées collectivement sous ce nom, il les exprime néanmoins encore chacune en particulier dans bien des cas : de façon que, pour le plus grand nombre des auteurs, le mot *rire sardonique*, et les différentes épithètes qui suivent, sont à peu près synonymes dans le langage médical ordinaire.

La première variété qui s'offre ici comme prélude ou premier degré du sourire tétanique, est cet état particulier du visage et de la bouche surtout, appelé *face riante*, *physionomie riante*, *air riant*, ou seulement *bouche riante*. Il consiste dans une sorte d'épanouissement du visage ou de léger sourire convulsif suscité par de petites saccades ou contractions spasmodiques, répétées ou

---

(1) L'origine du mot *rire sardonique* se perd dans la nuit des temps; et si son acception médicale n'est pas toujours très-exacte, sa véritable étymologie est encore un problème scientifique, dont la solution n'est pas, je crois, facile à donner. Cependant, d'après l'opinion la plus généralement admise, il paraît que cet adjectif *sardonique* ou *sardonien* dérive de celui de *Sardaigne*, île où croît, dit-on, abondamment une plante nommée, à cause de cela, *sardonia herba*, *sardou herba*, *sardoine*, etc., plante de la famille des renonculacées, et à l'usage de laquelle on a surtout attribué le rire symptomatique. Dans le langage figuré, l'épithète de *ris sardonique* désigne ordinairement un rire forcé, et sous le masque duquel on cherche à déguiser des sentimens peu compatibles avec l'expresssion vraie du rire naturel et franc de la joie expansive. On peut consulter à ce sujet les adages d'*Erasme*. (Centur. 5, chiliad. 3, adag. 1.)

continues des muscles faciaux. Cet état de la figure, qui paraît appar-
tenir plus particulièrement au premier âge de la vie, et se montrer
surtout pendant le sommeil, se distingue des autres manières d'être
du sourire tétanique par des traits peu prononcés, éphémères, fu-
gaces et peu différens de ceux qui signalent le sourire ordinaire.
Ce n'est quelquefois qu'un petit mouvement oscillatoire, une espèce
de frémissement désagréable des lèvres, que je ne puis mieux comparer, eu égard seulement au mode d'expression, qu'à cette légère
grimace de la bouche à la vue ou pendant la déglutition d'un breu-
vage qui répugne fortement au goût.

On regarde cette physionomie riante, sans cause affective sensible, comme le prodrôme ou l'indice de convulsions imminentes.
J'en parlerai plus au long dans un autre endroit de cette Thèse ; je
ne fais que l'indiquer ici d'une manière générale. J'ajouterai seulement que cette modification du sourire tétanique est vraiment la
seule qui mérite d'être signalée comme variété, quoiqu'au fond de
nature identique.

Voici maintenant les autres variétés du sourire tétanique, ou, pour
être plus exact dans nos expressions, sa nomenclature synony-
mique.

1.º *Rire* ou *ris sardonique*, ou *sardonien*, *sardonion*, *sardanion*,
sardion, *sardoicon*, *sardianicon*, *sardonicos gelos* des Grecs ; *sar-
doum*, *tortura faciei*, *tortura oris*, *distortio oris*, *risus sardonicus* ou
sardonius des Latins ; *sardiasis* de Linnæus ; *spasme*, *convulsion sardonique*, *spasmus sardonicus* de quelques auteurs ; *tic sardonique* de
Sauvages ; *trisme sardonique* de Baumes. Expressions synonymes dont
l'acception, quoique indéterminée, s'applique le plus souvent néanmoins à l'état convulsif des lèvres, avec rétraction permanente de
ces parties vers les joues. *Sauvages* distingue du *tic sardonique* le
tic cynique et le *tic cynogélique* (1). C'est vouloir multiplier sans

_____

(1) Nosologia methodica, clas. 4, ord. 1, gen. 2.

raison le nombre des affections, ou plutôt des symptômes pathologiques.

2.° *Rire* où *ris cynique*, *risus cynicus*; *spasme*, *convulsion*, *tic cynique*; *cynogelos*, *tic cynogèle*, *trisme cynogéliqué*; *cynicon spasmon* en grec; *spasmus cynicus* en latin. On a qualifié, à peu près indifféremment, de ces diverses épithètes le sourire tétanique; et cela, à cause de la ressemblance, ou pour mieux dire, de l'analogie grossière que l'on a cru reconnaître entre cette distension morbide de la bouche et l'espèce de grimace ou de distorsion de gueule que font les chiens dont on cherche à provoquer la colère. Quelques auteurs ont plus particulièrement appelé *spasme cynique* la convulsion d'un seul côté de la face avec rétraction d'une des commissures labiales, ou encore la contraction forcée de l'une des lèvres seulement, tandis qu'ils ont surtout donné le nom de *ris sardonique* à la diduction complète et simultanée de la bouche en totalité.

3.° *Ris canin*, *ris de chien*, *spasme canin*, *risus caninus*, *spasmus caninus*, *raptus caninus*. C'est la variété du sourire tétanique que l'on a attribuée à la contraction convulsive spéciale des muscles petits sus-maxillo-labiaux (canins), de manière à ce que la lèvre supérieure, rétractée en-haut, laisse à découvert une portion de l'arcade dentaire correspondante. Ces dénominations sont employées presque indistinctement par les auteurs pour exprimer le même phénomène. Elles dérivent sans doute de la même étymologie. On a comparé le *spasme canin* à la contraction particulière des lèvres, de la supérieure surtout, pendant certains efforts respiratoires un peu considérables, tels que ceux nécessaires à l'accouchement, à l'expulsion forcée des excrémens et de l'urine, à la sustentation des fardeaux. Nous contractons aussi les lèvres à peu près de cette manière, lorsque nous voulons fixer quelque corps dont le vif éclat fatigue nos yeux et offusque notre vue.

J'avoue que je n'entends rien du tout aux explications de *Sauvages*

4

touchant le mécanisme du *ris canin*, qu'il nomme *tic cynogèle* (*trismus cynogelos*). Elles me paraissent absolument inintelligibles.

4.º *Ris de Saint-Médard.* On conte qu'il y avait autrefois en Touraine une statue de Saint-Médard auprès de laquelle le peuple se rendait de toutes parts pour se guérir des maux de dents. Le saint montrait les siennes à ceux qui venaient l'invoquer et lui adresser de pieuses offrandes pour le soulagement de leur mal ; et sans doute il voulait par-là manifester sa puissance. Cette grimace fut comparée à celle que l'on nomme ordinairement *ris sardonique*, et dès-lors le vulgaire et l'homme instruit eurent chacun leur expression proverbiale pour désigner la même idée.

5.º *Rire forcé, rire convulsif, rire spasmodique, rire bâtard.* On s'en sert quelquefois, quoique bien mal à propos, pour exprimer le sourire tétanique en général. C'est ainsi que dans le langage ordinaire le sourire physiologique est très-souvent désigné par le mot *rire*, qui ne devrait jamais s'entendre que du rire proprement dit.

Pronostic. En général, le sourire tétanique est un symptôme fâcheux, un accident plus ou moins redoutable dans le cours de certaines maladies. Mais pour en estimer sûrement le danger, il faut toujours avoir égard à la nature de la maladie dont il est l'effet ordinaire ou épiphénoménique, au caractère particulier de cette maladie, à l'époque où il s'est manifesté, et surtout à l'ensemble et à l'intensité des autres symptômes concomitans. On ne peut, sans risque de se tromper, asseoir sur lui seul un jugement anticipé sur la gravité et l'issue de l'affection qu'il aide à caractériser. Par exemple, il est bien évident que le sourire tétanique qui accompagne un accès d'épilepsie, ou qui, pour mieux dire, en est le résultat nécessaire, n'est nullement comparable, comme signe pronostique, à celui qui paraît dans le cours d'une maladie aiguë. Remarquons aussi que, d'après l'acception constante que je donneaux termes qualificatifs dont je me sers, il devient beaucoup plus facile d'apprécier la nature et l'importance des symptômes respectifs qu'ils désignent; et qu'ainsi chacun d'eux peut et doit fournir à un observateur scrupuleux des données nécessairement différentes. Je reviendrai au reste sur ce point important, dans la seconde Partie de cette Dissertation.

Disons seulement ici qu'en général on a peut-être trop mal auguré de l'existence du symptôme que nous étudions en ce moment. Un médecin observateur a écrit : « Lorsque le délire est compliqué de mouvemens convulsifs, soit dans les poignets, ou dans les yeux, ou dans les muscles de la face, dans ceux du cou, de la tête, il est mortel » (1). Il eût été, je pense, plus exact de dire que cette réunion plus ou moins complète de symptômes, dans le délire, constitue un état très-fâcheux, et souvent, mais non toujours mortel. J'ai recueilli plusieurs observations qui le prouvent ; entre autres, celle d'une fièvre ataxique des mieux caractérisées, et dont un de mes amis, maintenant docteur en chirurgie, m'a fourni le sujet sur lui-même. Ses lèvres, ses yeux surtout étaient agités de mouvemens convulsifs très-violens; et pourtant ce n'était là qu'un des symptômes concomitans du délire ataxique.

Il y a plus : s'il faut en croire la remarque de *Menjot*, le sourire tétanique peut même, dans quelques circonstances, faire présager une crise avantageuse prochaine, une hémorrhagie nasale, par exemple : *Imò quandòquoque cynicus spasmus in crises utiliter cadit*, dit-il, *materiâ sursùm commigrante, aut exitum habente per nares* (2). Je crois ces cas infiniment rares ; et lorsqu'ils existent, il faut, pour que ce signe soit d'un heureux augure, qu'il s'y joigne une

---

(1) *Leroy*, Du Pronostic dans les maladies aiguës, p. 29.

(2) Febrium malignar. historia et curatio, et Dissertationes pathologicæ. De spuriâ convulsione, ac speciatim de spasmo cynico, p. 124. Parisiis 1662, in-4.

série d'autres phénomènes vraiment indicateurs d'un mouvement
critique salutaire.

Traitement. Le sourire tétanique n'étant jamais que le symptôme d'une maladie particulière, il est évident que le médecin doit
s'attacher surtout à combattre celle-ci, et négliger, à cet égard,
ce phénomène accidentel, qui ne présente d'autres indications thérapeutiques que celles de l'affection même dont il est l'effet. Sans
doute, son existence peut bien quelquefois faire varier les moyens
pharmaceutiques, ou changer l'indication de la maladie qui l'offre ;
mais ce n'est pas ordinairement contre lui que l'on cherche à diriger particulièrement leur action. Les médications doivent donc être
variées comme la nature des maladies qui ont le sourire tétanique
pour symptôme. Or ces médications peuvent être non-seulement
différentes, mais encore entièrement opposées.

Si l'on n'avait égard qu'au caractère propre de ce symptôme,
et si l'on pouvait le considérer comme un phénomène idiopathique,
on pourrait dire néanmoins que les calmans, les antispasmodiques,
les narcotiques, et tous les moyens propres à combattre les convulsions en général, sont aussi ceux qu'il conviendrait de mettre
en usage pour y remédier. Tel doit être en effet le traitement
général du sourire tétanique, mais modifié suivant les cas, mais
subordonné à l'indication pharmaceutique de chacun d'eux en particulier.

Au risque de me répéter toujours, je ne puis m'empêcher de
rappeler encore ici les inconvéniens attachés au défaut de précision
dans les termes, qui en produit nécessairement un dans les choses;
car c'est surtout ici que cette observation devient véritablement
importante et d'une application sensible. Je ne citerai que deux
exemples de cette vérité.

Dans sa Nosologie méthodique (1), *Sauvages*, après avoir tracé

_____

(1) Loco. cit.

les caractères spécifiques de ce qu'il nomme *tic cynique*, sans lui assigner de causes particulières, propose les moyens curatifs suivans : Saignées copieuses, frictions, fomentations sur les mâchoires avec les huiles de macis, d'œillet, d'anet, de térébenthine ; applications de ventouses à la nuque, émétique, sudorifiques, thériaque, bezoard, si la déglutition est possible ; ou bien vin émétique en lavemens, dans le cas contraire, en ajoutant les onctions prescrites ; enfin usage des narcotiques. Que le succès de ces remèdes, recommandés ainsi d'une manière aussi générale contre un symptôme dont les causes peuvent être infiniment variées, paraisse pour le moins douteux, c'est ce que l'on pourrait penser avec quelque raison. Mais je veux bien supposer un moment leur application fondée, et suivie de résultats appréciables. Irez-vous administrer un vomitif, par exemple, dans le cas de sourire tétanique qui accompagne quelquefois certaines blessures ou inflammations du diaphragme ? Non sans doute. Eh bien, cependant, cette convulsion des lèvres prend communément ici le nom de *spasme cynique*. Que deviennent après cela les préceptes de *Sauvages*, et où ne conduit donc pas l'abus des mots et celui de trop généraliser ?

Autre exemple non moins palpable. On trouve dans l'ancien journal de médecine (octobre 1759) une *observation sur un ris sardonique guéri par le quinquina*. Ce n'était qu'une simple torsion de la bouche tirée du côté droit, avec embarras dans les mouvemens de la langue et l'articulation des sons, et qui, très-probablement, tenait à un commencement d'hémiplégie faciale. Cet accident n'est pas très-rare. C'est pourtant là ce que l'auteur de l'observation appelle *un ris sardonique bien caractérisé*, dont il obtint, dit-il, la guérison au bout de quelques jours, par l'usage du quinquina en opiat, avec le sirop de racine de pivoine mâle, pris de quatre heures en quatre heures, et que précéda l'administration d'un émétique avec addition de quelques gouttes de teinture de castor et d'eau de fleur d'oranger.

Quelques auteurs sont partis de là pour préconiser l'écorce du

Pérou dans le cas de *ris sardonique*. Du moins *Sauvages* ren-
voie-t-il à cette cure, en parlant du traitement de ce symptôme par
suite de l'usage intérieur du *ranunculus sceleratus ;* et cependant,
quelques lignes plus bas, il la cite encore à l'article du *tic diastrophe,*
ou torsion paralytique de la bouche ; états à coup sûr très - différens sous tous les rapports, ainsi que nous l'avons fait remarquer
ailleurs.

· Mais passons à l'examen séméiologique du rire véritable, envisagé
d'une manière générale.

ART. II.

Du rire symptomatique proprement dit.

Etudié sous le point de vue pathologique, le rire proprement dit
va nous fournir à son tour la matière de quelques considérations
générales qui doivent aussi fixer un moment notre attention.

Physiologiquement considéré, le rire proprement dit est un acte
respiratoire, un mode d'action particulier des organes respiratoires
et vocaux, essentiellement caractérisé par une série de petites suc-
cussions ou saccades bruyantes diversement modulées, effets d'autant
de petites expirations successives ; et de plus, par la contraction simultanée des muscles de la bouche dans tous les sens, et surtout
latéralement.

Sous le rapport de son mécanisme, le rire pathologique ne diffère
pas manifestement du rire physiologique ; il ne s'en distingue guère
que par sa cause, qui prend toujours sa source, ou dans une aberration particulière de la pensée, ou dans une lésion inexplicable de
la sensibilité et de la contractilité animales. Il s'exerce toujours in-
volontairement, se montre dans plusieurs maladies, aiguës ou chroniques, avec ou sans altération des facultés intellectuelles. Souvent,
néanmoins, il est le signe précurseur du délire aigu imminent, ou
plutôt il est l'indice et l'effet du délire même. On le voit quelque-

fois alterner avec le sourire aspasmique, accompagner le sourire tétanique, précéder ou suivre les pleurs, le hoquet, les soupirs, les sanglots, le bâillement, des cris, des vociférations, une éternelle loquacité, devenir l'interprète d'une gaîté folle et inconsidérée; coexister avec des gestes, des contorsions bizarres, des danses, des sauts, des chants joyeux.

De même que le rire dans l'état de santé, le rire symptomatique peut s'offrir sous plusieurs nuances variées et relatives à son intensité, sa durée, son mode particulier d'expression. Ainsi, c'est tantôt le rire à voix basse, une sorte de ricanement, ou le rire avec éclats sonores; tantôt un rire modéré, alternatif, passager, fugace, entrecoupé, ou un rire continu, redoublé, véhément, tumultueux, à gorge déployée, inextinguible; quelquefois un rire franc, gai, joyeux, ou bien un rire comme affecté, malin, moqueur........

Les causes excitantes du rire proprement dit, dans l'état sain, sont ou morales, ou purement physiques. Il est constamment l'effet immédiat d'un mode de perception intellectuelle particulier qui produit en nous une idée ridicule ou plaisante, l'idée de la *dérision*; où bien il est le résultat d'une sensation tactile actuellement perçue, et que détermine l'excitation mécanique de la peau, connue sous le nom de *titillation* ou de *chatouillement*.

Eh bien, le rire morbide reconnaît de même deux ordres de causes excitantes; les unes morales, les autres physiques. Je veux dire qu'il est toujours ou la conséquence d'un nouvel ordre de sensations affectives, ou l'effet d'une condition accidentelle et particulière du corps. Dans le premier cas, le rire suppose nécessairement l'aliénation de l'esprit, l'exercice désordonné de la pensée; en un mot, un délire véritable. Il naît de la même manière et par la même raison que tous les autres actes morbides du ressort de la vie animale, dont la détermination involontaire et non raisonnée constitue le délire. Dans le second cas, le rire ne suppose pas constamment le trouble des opérations mentales : son existence est seulement subordonnée à une lésion particulière, physique ou vitale, de certains organes ou de certains systèmes d'organes. C'est un phénomène vraiment sympathique, dont la cause est réelle, quoique souvent inappréciable dans son existence, ou dans sa manière d'agir sur les organes effectifs du rire, Tel est, par exemple, le rire involontaire qui accompagne quelques accès d'hystérie chez les femmes. On pourrait dire, par analogie, que cette condition pathologique du corps est au développement du rire morbide ce qu'est le chatouil- lement à la provocation du rire physiologique.

Symptôme assez ordinaire, mais non pas essentiel, d'une nombreuse série de maladies chroniques, le rire proprement dit l'est aussi quelquefois de plusieurs affections aiguës; tant internes qu'externes. Dans les cas ordinaires, il n'influe pas sensiblement sur le caractère propre des premières ; mais on le regarde communément comme un signe fâcheux dans le cours des maladies aiguës. Il l'est effectivement, puisqu'il suppose presque toujours l'existence simultanée du délire ; mais, en général, il ne l'est pas plus, de sa nature, que ne le sont beaucoup d'autres symptômes ou attributs de l'aliénation de l'entendement et de toutes les fonctions soumises à l'influence de la volonté : et l'on ne doit pas plus s'étonner de voir rire un malade, que de l'entendre parler et chanter à haute voix et sans raison. Il y a même plus, et *Hippocrate* l'avait bien remarqué ; c'est que, toutes choses égales d'ailleurs, le délire joyeux et qu'accompagne les ris, est d'un moins fâcheux présage que le délire qui a pour objet des idées tristes et sombres : *Deliria cum risu quidem accidentia, securiora : cum studio verò, periculosiora* (1). Cet aphorisme du Père de la médecine a servi de texte à cette autre sentence d'un médecin de Montpellier : « Le délire gai et doux, c'est-à-dire, qui n'est ni furieux ni taciturne, et qui n'est compliqué ni d'affection soporeuse, ni d'aucun autre symptôme fâcheux, est souvent plus alarmant que dangereux (2). » *Lætari mente in omni*

_____

(1) *Hipp.*, aphor. 53, sect. 6.
(2) *Leroy*, ouvrage cité, p. 27.

morbo, bonum (1), a dit encore ailleurs le prince de notre art: M. *Alibert* a fait à ce sujet quelques remarques judicieuses. « On a souvent dit, observe-t-il dans un discours sur les rapports de la médecine avec les sciences physiques-et morales; on a souvent dit que la stupeur, la tristesse muette et le morne affaissement qui suivent le délire, étaient toujours des indices de mort; tandis que les saillies de la joie, qui éclatent quelquefois au sein des troubles intellectuels, sont l'heureux présage du retour prochain de la vigueur et de la santé. Ces faits pourtant ne sont pas invariables: il est même à remarquer que, dans quelques circonstances, ces aliénations portent en quelque sorte l'empreinte des mœurs habituelles de l'individu. C'est ainsi que je peux attester, ajoute-t-il, par des remarques qui me sont propres, que les personnes habituellement sujettes à l'ivresse éprouvent fréquemment des délires gais dans les maladies pernicieuses dont elles sont atteintes, quoique le péril n'en soit ni moins grave, ni moins imminent. On ne peut néanmoins s'empêcher de regarder généralement comme des symptômes très-funestes, ces contrastes effrayans qui viennent s'établir entre les désordres du sensorium, et le caractère moral des individus » (2).

Au reste, je ne puis que répéter ici ce que j'ai dit à l'occasion du sourire tétanique, accident incomparablement plus redoutable: il est essentiel, il est indispensable, si l'on veut porter un pronostic conséquent dans ses principes et juste dans ses résultats, d'analyser avec soin l'ensemble des phénomènes dont le rire fait partie comme symptôme de quelques maladies aiguës, et de se diriger toujours d'après la nature de ces phénomènes et le caractère connu de l'affection qu'ils signalent.

---

(1) *Hipp.*, lib. de morb.
(2) Mémoires de la Société médicale d'Emulation, 2.ᵉ année.

SECTION II.

Du Rire pathologique (1) considéré dans les maladies en particulier.

Dans la première partie de cette Dissertation, nous avons envisagé le rire pathologique d'une manière générale, et sans aucune espèce d'applications séméiotiques à l'histoire des maladies en particulier. Nous avons vu qu'il se présente, de même que le rire physiologique, sous deux grands modes d'expression distincts et séparés ; l'un exclusivement borné à la face, dont quelques muscles sont le siége et les agens uniques : c'est ce que nous avons appelé *sourire symptomatique* ; l'autre, moins circonscrit dans son action et dans ses effets, consistant surtout dans un mécanisme particulier de la respiration et

_____

(1) Obligé de me servir ici de la dénomination générale de *rire pathologique*, pour exprimer et le sourire symptomatique avec ses modifications, et le rire morbide véritable, j'encours peut-être le reproche de tomber moi-même dans l'abus de mots que je me suis efforcé de combattre, et que je veux en effet soigneusement éviter. Pour m'en garantir, j'avertis une fois pour toutes que cette expression générique ne figure qu'en titre de chaque paragraphe seulement ; qu'elle ne doit présenter aucun sens absolu, mais bien une idée collective ; que les distinctions que j'ai établies subsistent dans toute leur intégrité, et qu'enfin, dans le cours de cette seconde section, je désignerai toujours le même état par une seule et même dénomination rigoureuse et constante dans son acception respective : ce qui détruit jusqu'à l'ombre d'équivoque dans le sens des choses désignées.

Je dois prévenir aussi que, lorsque citant un fait où je ne trouve rien qui m'indique précisément que le terme employé, celui de *ris sardonique*, par exemple, désigne un état plutôt qu'un autre, je me contente de rapporter l'expression même de l'auteur de ce fait, afin de ne rien hasarder d'inexact. Lorsqu'au contraire cet état me paraît clairement caractérisé, je l'exprime par l'une des dénominations qualificatives affectées à chacun d'eux.

de la voix : c'est ce que nous avons désigné par le nom de *rire morbide proprement dit.*

Je vais actuellement considérer le rire pathologique dans ses rapports avec chacune des maladies où il se manifeste. Sous ce dernier
point de vue, ce phénomène morbide doit aussi fixer l'attention du
médecin praticien, car son existence est rarement indifférente dans
l'observation clinique ; il entre toujours pour beaucoup dans le jugement que l'on porte sur le caractère comme sur l'issue de l'affection dont il est essentiellement ou accidentellement le symptôme (1).

---

(1) Le rire sardonique, quel que soit d'ailleurs le sens que l'on veuille attacher à cette expression, n'est point un accident très-rare, ainsi que nous allons
avoir occasion de nous en convaincre ; et il n'est sans doute aucun médecin qui ne l'ait plusieurs fois observé dans sa pratique. J'oserais donc ne pas
croire, sans quelque petite restriction, à une anecdote relatée dans l'un des in-
téressans ouvrages d'une dame justement célèbre de nos jours. Cette anecdote
a rapport au docteur *Tronchin.* La voici : « J'ai vu de lui, dit cette dame, un
trait qui prouve sa passion pour son art, mais qui m'a fait frémir..... M. de
Puisieulx, au cinquième jour d'une fluxion de poitrine, était à l'agonie.....
Je fus saisie d'horreur en le voyant dans l'état où il était aux derniers instans
de sa vie ; il avait un rire convulsif : ce rire n'était pas bruyant ; mais on l'entendait distinctement et sans discontinuité. Ce rire épouvantable, avec l'empreinte de la mort qui couvrait ce visage défiguré, formait le spectacle le plus
affreux dont on puisse avoir l'idée. M. Tronchin, assis vis-à-vis du malade,
le regardait fixement, en le considérant avec la plus grande attention. Je l'ap-
pelai, et je lui demandai s'il avait repris quelque espérance, puisqu'il restait
auprès de M. de Puisieulx. Ah ! mon Dieu non, répondit-il, mais je n'avais jamais vu *le rire sardonique, et j'étais bien aise de l'observer.* Je frissonnai.......
Bien aise d'observer ce symptôme affreux d'une mort prochaine ! et c'était l'ami
du mourant qui s'exprimait ainsi ! »

Je me garderai bien de contester ce fait à madame de G..., dont j'honore
et respecte beaucoup et les talens et les succès ; mais je ne puis croire qu'un
médecin aussi répandu que l'était le fameux *Tronchin* n'eût point déjà signalé
chez plusieurs de ses malades un rire analogue à celui dont il est ici question.
S'il en était ainsi, je pardonnerais bien volontiers au médecin de Genève son

Suivant donc l'ordre de la classiffication lumineuse de la Noso-graphie philosophique, je vais parcourir rapidement les différentes maladies qui offrent où peuvent offrir pour signe le rire pathologique, ou plutôt les divers états précédemment décrits avec leurs attri-buts caractéristiques.

ARTICLE PREMIER.

Du Rire pathologique dans les fièvres.

Observées en elles-mêmes et dans leur état de simplicité, les fièvres n'offrent guère parmi leurs symptômes respectifs, sauf quelques exceptions que j'aurai soin d'indiquer, les phénomènes pathologiques dont je m'occupe ici.

§. I.er Fièvres angioténiques.

Je ne connais pas de fièvres inflammatoires simples où l'on ait particulièrement signalé le sourire ou le rire morbides. Mais comme il arrive quelquefois que cette fièvre, surtout lorsqu'elle est intense et bien caractérisée, présente un léger délire ordinairement gai, des rêvasseries, des vertiges, une susceptibilité nerveuse plus grande, ils peuvent très-bien figurer parmi les autres symptômes passagers du délire, sans offrir d'ailleurs rien d'alarmant.

§. II. Fièvres méningogastriques.

Il en est à peu près de même de la fièvre bilieuse simple propre-ment dite. Mais lorsqu'il y a complication, que la maladie est fort

---

attention curieuse à considérer un pareil phénomène qu'il devait et pouvait *observer*, sans cesser de compatir aux souffrances de son malade, et sans violer pour cela les droits sacrés de la reconnaissance et de l'amitié.

intense, comme dans celle qu'on nomme *causus* ou *fièvre ardente*, on remarque quelquefois ou le rire morbide, ou l'une des manières d'être du sourire symptomatique. On peut lire dans le 1.er liv. des Epidémies d'*Hippocrate* (*Ægrot.* 2) l'histoire détaillée de Silène, qui succomba le onzième jour d'une fièvre bilioso-putride fort intense, après avoir présenté le troisième jour de l'invasion, au milieu d'autres symptômes alarmans, des ris accompagnés de chants, de loquacité et d'une agitation perpétuelle. Le *cholera morbus* étant souvent accompagné de convulsions, de contractions musculaires spasmodiques variées, il peut offrir le sourire tétanique comme symptôme épiphénoménique.

§. III. *Fièvres adénoméningées.*

Si dans cet ordre de fièvres on observe parfois le sourire tétanique ou le rire véritable, ce n'est guère que lors de quelque complication anomale ou nerveuse. Le premier est un symptôme assez ordinaire de la fièvre adénoméningée vermineuse. *Selle* l'indique dans sa Pyrétologie, sous le nom de *risus sardonius*, lorsqu'il décrit la fièvre rémittente vermineuse (1).

§. IV. *Fièvres adynamiques.*

On trouve dans *Bontius* (2), l'histoire d'une fièvre rémittente adynamique avec quelques symptômes d'ataxie, qui paraît être particulière aux Indes. *Sauvages* l'appelle *amphimérine comique, amphimerina mimosa.* Elle attaque les personnes qui vont dans les îles de Solor et de Tymor, couper et recueillir ensuite le bois de Santal.

Pendant les paroxysmes fébriles, dont la durée est d'environ quatre heures, les malades se livrent à mille gestes ridicules, à des propos

(1) Rudimenta Pyretologiæ , edit. 3, p. 271.
(2) Medicina Indorum, cap. 15.

incohérens et déplacés, ont une propension singulière à imiter les
actions d'autrui, rient aux éclats, éprouvent une faim canine, le
délire et une telle dépravation du goût, qu'ils se repaissent avec
avidité de toutes les ordures qu'ils trouvent à leur portée.

Dans une épidémie de fièvre adynamique, observée à Lille en
1758, fièvre qu'il a plu à *Sauvages* d'appeler *parafrénésie pleu-
rétique*, une paysanne jeune et robuste, atteinte de cette maladie, mourut le neuvième jour, après avoir présenté le *ris sardonique*, des soubresauts, des convulsions, le hoquet, le râle et
une jambe gangrenée à la suite d'un érysipèle survenu dès le
commencement de la fièvre (1).

L'existence de quelqu'une des variétés du sourire symptomatique
ou du rire véritable, dans les fièvres adynamiques en général, indique presque toujours quelque complication d'ataxie nerveuse ou
de certaines anomalies vitales.

§. V. *Fièvres ataxiques.*

C'est surtout dans cet ordre de fièvres, quel qu'en soit le type,
que se remarquent très-fréquemment soit le rire morbide, soit le
sourire ou aspasmique ou tétanique. Les auteurs abondent en
observations de ce genre. *Hippocrate* nous en a transmis plusieurs
où figure le rire éclatant. Telle est entre autres celle d'une fièvre
ataxique continue simple dont fut atteinte la femme de Dealcis,
qui mourut le vingt-unième jour. Dans le commencement, la malade pleurait, puis elle riait aux éclats (2). *Platerus* (3) cite l'exemple
très-remarquable d'un père prieur qui, frappé d'une fièvre maligne

----

(1) Journal de Médecine de *Vandermonde*. Juillet 1758, t. 9, p. 96.

(2) Epidem., lib. 3, Ægrot. 15. *Voyez* la médecine clinique de M. *Pinel*,
2.ᵉ édit., p. 75, ou la Nosogr. philos., t. 1, p. 191, 3.ᵉ édit.

(3) *Felicis Plateri*, Observat., lib. 1, p. 167. Basileæ 1641, in-12.

épidémique, fut pris, dans le fort de la maladie, d'une envie de -rire tellement forte et impérieuse, qu'il ne put pas dormir un seul instant. Quelque chose qu'on lui dît, quelque effort qu'il fît pour la vaincre, il ne put s'y soustraire, et il rit jusqu'à la mort.

Dans la fièvre ataxique qui régna épidémiquement à Breslaw vers 1757, on remarqua chez plusieurs malades le *ris sardonique*. L'observateur de cette épidémie, *Hahn* lui-même, qui n'en fut pas exempt, offrit ce symptôme, que je présume être le sourire téta-pique, le douzième jour de l'invasion de sa maladie (1).

J'ai moi-même plusieurs fois observé le rire symptomatique dans le cours de quelques fièvres ataxiques continues. Ce phénomène m'a surtout frappé chez un homme robuste affecté d'une maladie de ce genre bien caractérisée, très-intense, et dont je recueillis l'ob-servation en 1808 à l'hôpital de la Charité de Paris, dans les salles de M. *Dumangin*. Au milieu d'une série de symptômes variés qui, chez ce malade, signalaient le délire turbulent le mieux prononcé, on remarquait principalement des accès rapprochés d'un rire écla-tant et vraiment inextinguible. Il riait, comme l'on dit, à gorge déployée : on ne rit pas en effet de meilleur cœur en pleine santé. Malgré l'impression pénible que cause naturellement alors l'état d'un homme dévoué à une mort imminente, il était difficile de ne pas céder quelquefois au besoin presque irrésistible d'éclater en même temps que le malade, tant ici ce rire semblait naturel et franc. Ce symptôme, qui parut vers le troisième jour de l'invasion de la fièvre, et qui persista pendant plusieurs heures, alternait avec des chants, des vociférations et mille propos décousus. La mort arriva le sixième jour.

C'est certainement une espèce de sourire tétanique, que cette rétraction des lèvres où les dents restent à découvert, et que si-gnale M. *Hildenbrand* parmi les symptômes caractéristiques de l'adynamie portée au plus haut degré dans le typhus, et avant-coureurs d'une mort prochaine (1).

Il n'est pas rare de rencontrer le rire morbide, et plus spécialement peut-être le sourire tétanique, durant les accès de certaines fièvres intermittentes pernicieuses. L'intéressant ouvrage de M. *Alibert* sur cette matière m'en fournit surtout deux exemples que ce médecin a empruntés de MM. *Lanoix* et *Pontanier*. Dans l'n, qui a trait à une fièvre ataxique intermittente délirante, les cinq premiers accès ont offert le rire symptomatique alternant avec les pleurs, et la mort a eu lieu au sixième. L'autre, qui se rapporte à une fièvre pernicieuse intermittente traumatique, que la mort termina au cinquième jour de l'invasion, offrit le *rire sardonique* pour symptôme concomitant le troisième jour de celle-ci (2).

Le sourire aspasmique, qui n'est qu'un des symptômes ordinaires du délire, se remarque fréquemment aussi à diverses époques des fièvres ataxiques en général; mais il n'offre rien d'important à considérer d'ailleurs.

Quant au sourire tétanique et au rire proprement dit, on se rend aisément raison de leur existence dans un ordre de maladies dont le principal caractère porte sur une lésion profonde de la sensibilité et de la contractilité ; d'où naît cette singulière aberration, ce désaccord, cette incohérence dans la détermination et l'exercice de tous les phénomènes de l'économie vivante, luttant sans cesse contre la puissance du principe destructeur qui tend à l'anéantir.

_____

(1) Du Typhus contagieux, par *J.-Val. de Hildenbrand*, traduit de l'allemand par *J.-Ch. Gasc.* Paris 1811, in-8., p. 155 et 172.

(2) *J. L. Alibert*, Traité des fièvres pernicieuses intermittentes, 4.ᵉ édit., p. 55 et 309. Conférez aussi, à la page 71 du même ouvrage, l'observation d'une fièvre intermittente pernicieuse céphalalgique. Le malade éprouva une rechute à la suite d'un grand froid ; dès-lors gonflement de la partie droite de la face, clignotement des paupières, torsion de la bouche (sans doute spasmodique), douleurs erratiques dans d'autres parties.

Au surplus, je ne pense pas que l'apparition du rire morbide dans ces cas doive ajouter beaucoup à la gravité de la maladie, par elle-même très-fâcheuse et souvent funeste ; mais celle du sourire tétanique est une circonstance toujours plus ou moins défavorable.

§. VI. *Fièvres adéno-nerveuses.*

La peste étant quelquefois accompagnée de symptômes nerveux ataxiques, et le rire morbide appartenant à cet ordre de symptômes, on a pu l'observer dans quelques cas parmi les phénomènes propres et accessoires de ce fléau dévastateur. J'en trouve un exemple très-curieux dans une observation recueillie par *Verny* pendant l'épidémie meurtrière de Marseille. Il s'est offert chez une jeune demoiselle frappée de la peste. Le troisième jour de la maladie, elle fut attaquée, sur le soir, d'un délire assez singulier, ne pouvant endurer, sans pleurer à chaudes larmes, qu'on lui refusât la moindre chose de ce qu'elle demandait ; et quelques momens après, perdant l'idée de sa demande, elle commençait à rire à gorge déployée, et à chanter des chansons et des vaudevilles, passant ainsi d'une extrémité à l'autre. Elle guérit (1).

Dans certaines circonstances, on a remarqué que, chez quelques pestiférés, l'approche de la mort avait quelque chose de doux et semblait procurer aux malades une sorte de jouissance intérieure. Heureuse prérogative qui dérobe du moins à quelques infortunés l'affreuse perspective incessamment offerte à l'esprit frappé d'épouvante et d'horreur des malheureuses victimes de cette épidémie foudroyante !

L'existence de convulsions avec contorsion des lèvres, dans plusieurs cas de fièvres adéno-nerveuses, suppose ou permet d'admettre

(1) Observations et Réflexions touchant la peste de Marseille, par *Chicoyneau, Verny* et *Soulier*, vol. in-12, p. 79. Lyon 1721.

celle du sourire tétanique, dont je n'ai pourtant point d'exemple frappant à citer. Je dirai seulement qu'*Ambroise Paré* met au nombre des symptômes mortels, ou du moins très-fâcheux, dans la peste, la torsion de l'extrémité du nez avec *ris sardonique* ou *ris forcé*, c'est-à-dire le sourire tétanique; ce qui prouve évidemment que ce spasme des lèvres s'y remarque en effet quelquefois (1).

ART. II.

Du Rire pathologique dans les phlegmasies.

Ici, comme dans beaucoup d'autres cas, l'apparition du sourire et du rire morbides n'est guère qu'une circonstance accessoire à la maladie dans laquelle ils se présentent. C'est un épiphénomène qui doit son existence à un état nerveux ou ataxique, à une prédisposition particulière de l'individu. Cependant il est quelques genres de phlegmasies dans lesquels ces symptômes ont été plus souvent et plus particulièrement observés, et quelquefois même signalés comme phénomènes pathognomoniques. Arrêtons-nous-y quelques instans.

§. I.er *Phlegmasies cutanées.*

Une éruption longue et pénible, la présence des vers dans le canal alimentaire, une susceptibilité nerveuse très-grande, le travail de la dentition chez les enfans; voilà autant de circonstances propres à favoriser la naissance d'accidens plus ou moins graves, du délire, des convulsions, et conséquemment du rire et du sourire morbides, avec leurs variétés respectives, dans diverses périodes des phlegmasies cutanées aiguës.

Stoll indique parmi les signes précurseurs de la mort, dans la

(1) Œuvres d'*Ambroise Paré*, livre de la *Peste*, chap. 15.

scarlatine fort intense , les différentes espèces d'angine , lesquelles amènent la suffocation avec délire , orthopnée , *rire sardonien* , (*risus sardonius*) , tétanos , opisthotonos , épilepsie (1). On voit qu'ici le sourire tétanique (car tel est , je pense , l'état désigné par *Stoll*) n'est pas réellement un symptôme essentiel de la scarlatine , mais le résultat d'une complication véritable.

Voici une observation très-curieuse insérée dans les *Acta helvetica ,* par *F. Zwinger* (2). Elle a trait à un rire morbide vraiment singulier, qui se manifesta pendant l'incubation d'une fièvre miliaire.

Une jeune fille de Bâle , âgée d'environ vingt ans, de complexion ordinaire, d'un tempérament sanguin-phlegmatique , et assez bien portante depuis plusieurs années , venait d'épouser un homme jeune et robuste. Vers le milieu de la nuit de ses noces , elle est prise subitement, et sans cause apparente, d'une envie de rire extraordinaire , s'endort pour quelques instans, puis recommence à rire à gorge déployée. Le mari , justement étonné d'entendre ces ris inconsidérés, veut en connaître les motifs : mais à peine sa nouvelle épouse a-t-elle pu lui assurer qu'aucune chose plaisante ou ridicule ne l'affecte, que déjà, entraînée par une force irrésistible, elle ne lui répond plus que par de nouveaux éclats d'un rire tumultueux et sans fin. La mère et les parens de la jeune mariée sont appelés auprès d'elle. Ils ne l'ont encore qu'entrevue, que déjà le rire leur échappe à leur tour ; ils ne peuvent que mêler leurs éclats aux siens, et tous se prennent à rire comme des fous : *Primùm risum risui miscebant, et stultorum instar omnes ridebant.* Tandis qu'ils exhortent la jeune femme à réprimer son rire , et se moquent d'elle tour à tour, elle ne cesse de pousser de longs et bruyans éclats,

(1) Aph. 588.

(2) Acta helvetica Basil. 1751 , vol. 1, p. 47 : Observatio de risu involuntario vehementi et convulsivo, quem febris purpura rubra et alba sequebatur.

quand, de son côté, l'époux pleure et se désole. Le moyen de s'empêcher de rire à la vue d'un tel spectacle!

Cependant la malade éprouvait une chaleur plus grande que de coutume, un peu de soif, un sentiment de lassitude dans les muscles moteurs du rire, ainsi que de l'oppression et de l'anxiété dans la région précordiale, surtout lorsqu'elle cherchait à maîtriser ce mouvement involontaire. Enfin, le reste de la nuit et la matinée qui suivit s'étant passés de cette manière, la malade présenta l'état que voici : Chaleur plus marquée avec une légère sueur, pouls un peu plus fréquent, mais égal et assez fort après les accès du rire; urine à peine changée; face plus ou moins fortement colorée, suivant l'intensité, le redoublement du rire, et la chaleur du reste du corps; insouciance pour les alimens. Nulle altération remarquable dans les fonctions intellectuelles; car, interrogée sur son état, elle répond juste et à propos aux questions qu'on lui adresse. Elle proteste même de nouveau qu'aucune idée risible ne s'offre à son imagination, mais que pourtant il lui est tout-à-fait impossible de contenir ce rire, aussi immodéré qu'extravagant. Cependant la nuit suivante il survint de la fièvre accompagnée de soif et de malaise; peu à peu le rire diminua d'intensité, puis enfin disparut complétement vers la naissance du jour, et bientôt l'éruption miliaire se développa sur le visage et sur le reste du corps.

Dans la variété non contagieuse de la pustule maligne observée par M. *Bayle*, dans le département des Basses-Alpes en 1795, et sur laquelle ce médecin exact a donné des renseignemens si précis (1), l'invasion de cette maladie gangreneuse était précédée, chez quelques sujets, d'une sorte de gaîté exaltée, à laquelle se joignait, après l'éruption pustuleuse, un état analogue à l'ivresse.

_____

(1) *Voyez* sa Dissertation inaugurale. Paris 1800.

§. II. *Phlegmasies des membranes muqueuses.*

Il en est à peu près de cet ordre de phlegmasies comme du pré·
cédent, par rapport à la manifestation du sourire et du rire morbides : je veux dire que, pour que ces phénomènes aient lieu, il
faut qu'il y ait coexistence d'un état ataxique ou quelque disposition
prochaine aux accidens nerveux et convulsifs ; ce qui est relatif à
l'intensité des symptômes phlegmasiques et fébriles, à la nature de
l'organe enflammé, à la susceptibilité individuelle, et à mille circonstances accessoires. Telles seraient, par exemple, une gastrite,
une entérite, une otite aiguës et très-intenses. C'est ainsi qu'*Hippocrate* avait observé que les douleurs d'oreilles accompagnées de
fièvre forte et continue, sont très-difficiles à calmer, et exposent
au délire et à la mort. Il y a dans l'ancien Journal de Médecine (vol.
25, octobre 1776, p. 330) une observation sur un *ris sardonique*;
avec mouvemens convulsifs dans les bras et au visage, causés par
une petite épingle avalée, et retenue dans l'estomac, dont elle irri-
tait de sa pointe acérée la tunique villeuse. La réjection provoquée
de ce corps étranger fit cesser ces accidens nerveux.

Dans les diverses espèces d'angine, on voit les malades exécuter,
chaque fois qu'ils veulent avaler quelques gouttes de boisson, un
certain mouvement des lèvres très-remarquable, et qui, s'il était
prolongé, aurait assez d'analogie avec ce que l'on appelle communément *spasme cynique*; mais il n'est qu'instantané, et ne suppose
dans les muscles labiaux d'autre lésion vitale qu'une sorte de sympathie de contractilité animale.

§. III. *Phlegmasies des membranes séreuses.*

Si toutes les phlegmasies de cet ordre peuvent accessoirement et
sympathiquement offrir parmi leurs signes respectifs ou le rire
morbide ou le sourire symptomatique en général, ces épiphé-

nomènes se montrent surtout dans la frénésie ou inflammation des
méninges. Ici, comme dans les cas de fièvres ataxiques continues,
c'est tantôt le sourire aspasmique, ou le rire véritable, effets et
modes d'expression de la joie délirante, et tantôt le sourire tétanique, comme symptôme convulsif, que l'on observe avec leurs physionomies réciproques. Il est très-présumable que la torsion de bouche observée par *Hippocrate* chez Python, au septième jour d'une
frénésie idiopathique, tenait à la rétraction convulsive des muscles
diducteurs labiaux d'un côté, et qu'elle n'était qu'une variété du
sourire tétanique. Au total, ce symptôme ne fut point funeste,
puisque la maladie fut complétement jugée vers le quarantième
jour par un abcès au périnée (1). Ce grand observateur entend parler
aussi sans doute d'une sorte de frénésie encéphalique, lorsque, dans
le Traité des Glandes, il fait mention du délire accompagné d'éclats
de rire immodérés, par suite d'un amas d'humeur vers le cerveau.

§. IV. *Phlegmasies du Tissu cellulaire et des organes parenchymateux.*

Je ne vois que l'encéphalite capable de déterminer essentiellement
et par elle-même, soit le rire, soit le sourire morbides sous leurs
diverses manières d'être; et cela de la même façon et pour la même
cause que l'inflammation précédente, c'est-à-dire, en vertu d'une
lésion directe des fonctions cérébrales. Ils s'y montrent à peu près
aussi sous les mêmes formes et donnent lieu aux mêmes considérations diagnostiques et pronostiques.
Sans une simultanéité de symptômes nerveux ataxiques, ou d'une
disposition physique ou morale particulière, les autres genres de
phlegmasies des organes parenchymateux ne sauraient offrir les différens phénomènes séméiotiques que nous étudions ici.

(1) Epidem., lib. 3, ægr. 1.

§. V. *Phlegmasies des Tissus musculaire, fibreux et synovial.*

La seule inflammation du diaphragme va me fournir la matière
de considérations séméiologiques dans cet ordre de phlegmasies encore trop peu connues.

Diaphragmite. Ici se présente une question pratique souvent agitée,
et encore indécise pour un bon nombre de médecins. Le *ris sardonique* est-il un symptôme inséparable et constant de l'inflammation
du diaphragme ? Pour jeter quelque jour sur cette question, il faut
consulter, avant tout, l'observation exacte et raisonnée de la saine
pratique : il faut y répondre par des faits. Des auteurs justement recommandables par leur savoir et leur judicieuse sagacité, ont sou-
tenu à cet égard une thèse absolument opposée, en se prononçant
ou pour l'affirmative ou pour la négative ; et pourtant leurs opinions
ne peuvent être taxées d'erreur, puisqu'elles reposent sur des bases
également incontestables, sur l'observation clinique éclairée par
l'autopsie. Parmi les auteurs qui regardent le *rire sardonique* comme
un des caractères distinctifs de la parafrénésie, on compte surtout
Boerhaave (1) et *Stoll* (2). *Dehaën, Willis* et plusieurs autres sont
au nombre de ceux qui ont émis un sentiment contraire. La première opinion a été néanmoins et est même encore aujourd'hui le
plus généralement admise ; mais à ce sujet, on doit compter pour
peu de chose le témoignage de la plupart de nos écrivains en médecine, qui, le plus souvent, n'ont guère cru que sur parole et par
tradition une espèce d'axiome séméiotique, sans prendre la peine
d'en justifier l'exactitude.

Que faut-il donc inférer d'une contradiction aussi palpable entre
des praticiens si distingués ? Une conséquence bien naturelle et bien

(1) Aphor., de cognosc. et curand., morb. art. *Paraphrenitis*, aph. 909.
(2) Aph. 238.

simple, suivant nous ; savoir, que le *rire sardonique* n'est point en effet un symptôme essentiel et pathognomonique de l'inflammation du diaphragme, et que l'on a beaucoup trop généralisé lorsqu'on a voulu soutenir le contraire, en partant de quelques faits isolés et très-souvent mal observés. Au reste, il faut en convenir, nous manquons encore d'observations exactes, bien faites, et suffisamment multipliées sur cette phlegmasie musculaire. On n'a pas assez insisté sur les signes diagnostiques propres à l'inflammation du muscle lui-même, ou à celle des membranes séreuses qui tapissent ses deux surfaces thoracique et abdominale ; ou, pour parler plus juste, l'expérience clinique n'a pu jusqu'ici déterminer rigoureusement cette distinction, à laquelle on parviendra peut-être un jour à l'aide de faits scrupuleusement étudiés. C'est à l'anatomie pathologique à nous éclairer sur ce point. On trouve souvent, à la suite de pleurésies, de péritonites et d'autres phlegmasies de quelqu'un des organes contigus, les plèvres et le péritoine enflammés dans leurs portions diaphragmatiques. J'ai fait plusieurs fois cette observation sur le cadavre, sans que les malades eussent offert ou le rire ou le sourire morbides. Il paraît que l'inflammation du diaphragme lui-même est une maladie très-rare : du moins avons-nous bien peu d'observations qui en attestent l'existence, et pouvons-nous raisonnablement supposer que l'on a souvent donné comme telles des pleurésies et des péritonites diaphragmatiques. M. *Portal* (1) assure néanmoins, après *Boerhaave*, que cette inflammation est plus commune qu'on ne croit. Cette assertion n'est pas sans doute uniquement conjecturale ; elle doit être appuyée sur des faits positifs qu'a pu fournir à son auteur une longue et brillante pratique, mise à profit pour l'avancement de la science.

Après tout, je demanderai encore ici ce que l'on entend par cette dénomination de *ris sardonique*. Veut-on désigner par là un rire

_____

(1) Anatomie médicale, t. 2, p. 443.

éclatant, le rire morbide véritable, ou bien la rétraction convulsive des lèvres, le sourire tétanique, en un mot? Car l'un et l'autre symptômes ont été signalés dans les lésions du diaphragme, et pour les exprimer l'un et l'autre, c'est presque toujours ce même terme dont on se sert, quoiqu'on l'applique surtout au second de ces symptômes. Mais, encore un coup, ce sont deux états tout-à-fait distincts sous tous les rapports possibles, et les comprendre sous le même nom, c'est s'exposer à les confondre à chaque instant. Quoi qu'il en soit, on peut assurer que ni le rire morbide ni le sourire tétanique ne sont véritablement un symptôme essentiel et particulier à la diaphragmite, non plus qu'à toute autre lésion ou physique ou vitale du principal organe actif de la respiration, puisque, d'un côté, ils n'existent pas dans tous les cas, et que, de l'autre, ils accompagnent beaucoup d'autres maladies de nature toute différente.

Disons donc avec un Professeur célèbre de cette Ecole, à qui la médecine clinique doit son plus beau lustre; disons avec M. le baron *Corvisart*, que les caractères assignés par presque tous les auteurs à la parafrénésie ou inflammation du diaphragme n'appartiennent point exclusivement à cette affection, et que les symptômes qu'ils lui ont attribués sont non-seulement équivoques en grande partie, mais même faux pour la plupart (1).

Le mot *parafrénésie* est d'ailleurs, par lui-même, un terme assez équivoque, qui désigne tantôt l'inflammation aiguë du diaphragme ou des membranes séreuses qui le revêtent, et tantôt une espèce de délire frénétique, effet de cette inflammation ou de celle d'un autre organe, et même d'une maladie non inflammatoire. Remarquons avec le judicieux *Morgagni* (1), que la parafrénésie, en prenant ce mot dans ce dernier sens, n'est point un phénomène constant de la diaphragmite. Or, ce que l'on a appelé *ris sardonien* étant con-

_____

(1) Essai sur les maladies et les lésions organiques du cœur et des gros vaisseaux, 2.ᵉ édit., p. 9.

(1) De sedib. et caus. morb., epist. 7, art. 14.

7

sidéré comme un des caractères du délire parafrénétique, cette seule remarque suffit pour nier l'existence constante du premier dans la phlegmasie de la cloison thoraco-abdominale.

Que ce soit le rire véritable, que ce soit le sourire tétanique qui accompagnent simultanément ou isolément la diaphragmite, ni l'un ni l'autre ne présuppose pas toujours le délire ; car le premier n'est souvent qu'un phénomène purement sympathique, sans altération des facultés mentales, et le second n'est jamais qu'un symptôme convulsif qui peut coexister, il est vrai, avec le délire, mais n'en est point en effet la conséquence inévitable. Dans tous les cas, l'un et l'autre tiennent toujours ici à une lésion sympathique ou des fonctions cérébrales, ou de la contractilité musculaire animale; lésion consécutive et concomitante de celle dont le diaphragme est devenu le siége.

La sympathie de contractilité qui existe entre les muscles labiaux et le diaphragme, généralement considéré en physiologie comme le siége et l'organe essentiel du rire, a peut-être, autant qu'une expérience médicale bien exacte, contribué à faire regarder l'existence du sourire tétanique, communément dit *ris sardonien*, comme un signe presque constant, et en quelque sorte infaillible, d'une lésion quelconque du dernier de ces muscles. Mais avant tout, il faut s'entendre et partir d'un principe moins vague. Pour cet effet, entrons dans quelques considérations physiologiques sur le rire proprement dit : peut-être jetteront-elles quelque jour sur cette question.

La sympathie dont je parlais à l'instant existe ; on ne peut en douter. Mais comment faut-il la concevoir ? Disons d'abord que le rire véritable, considéré seulement mécaniquement et comme effet de l'action musculaire, se compose essentiellement de deux ordres de phémonènes distincts, quoique inséparables dans leur existence ; les uns déterminés par le concours et l'action simultanée des muscles respiratoires ; les autres dus à une contraction particulière des muscles de la face, de ceux des lèvres surtout. Je ne parle point ici, et

je l'omets à dessein , de l'action coexistante de quelques autres divi-
sions du système musculaire animal , dont pourtant l'influence est
souvent très-remarquable dans le mécanisme du rire proprement
dit. Qu'une sensation risible soit transmise au cerveau et perçue par
l'être pensant ; aussitôt, et dans le même instant , cet organe com-
munique , par l'intermède des nerfs , aux muscles expiratoires et
faciaux l'impulsion motrice en vertu de laquelle ces muscles se contractant à la fois et en même temps , le rire a lieu et se montre dès-lors avec tous les phénomènes subséquens qui le caractérisent.

Voilà donc entre ces deux ordres de muscles une corrélation, un
consensus , une concomitance d'action bien sensible et bien réelle.
Cette coexistence de mouvemens musculaires, je l'appellerai , si l'on
veut , sympathie. Elle est constante et dans son but et dans ses effets:
le rire en est toujours le résultat et la fin, et sans elle on ne peut
en concevoir l'existence. Mais pourquoi cette correspondance d'action, dans le rire, entre des organes qui, hors ce phénomène physiologique , n'en ont point sensiblement entre eux , et servent à d'autres fonctions dans les cas ordinaires ? Il faut l'avouer ; nous l'ignorons
absolument. Nous savons qu'elle existe, et voilà tout ; et cette connaissance suffit d'ailleurs à notre objet , qui est d'étudier les phénomènes de l'économie, et non pas de chercher à en deviner les
causes secrètes. Pour ce qui me concerne, je dirai que je ne crois
pas nécessaire d'admettre une réaction de la part du diaphragme ou
des autres muscles respiratoires sur ceux du visage ; car il me paraît
tout aussi plausible , ou pour mieux dire tout aussi conjectural de
dire que ces derniers influent sur l'action des premiers, plutôt qu'ils
ne sont influencés par elle. C'est ainsi que dans le bâillement la
bouche est largement ouverte par l'action des muscles abaisseurs de
la mâchoire, tandis que le diaphragme, fortement contracté , agran-
dit longitudinalement la poitrine. Je pense donc que , dans le mécanisme du rire, les muscles de la bouche et les muscles de la respiration, affectés à la fois, reçoivent aussi en même temps la même

impulsion à se mouvoir, impulsion quelquefois volontaire, mais le plus souvent communiquée malgré notre consentement.

Ce n'est point ici le lieu d'exposer en détail le mécanisme du rire; mais s'il était vrai qu'il consistât, comme on le dit généralement, dans une succession d'inspirations et d'expirations courtes et rapprochées, l'opinion physiologique qui fait du diaphragme le siége et l'organe de cet acte, pourrait être juste, puisqu'en effet ce muscle est l'agent spécial de la respiration. Or je crois cette opinion tout-à-fait erronée; et on a lieu de s'étonner que cette remarque ait échappé jusqu'ici aux physiologistes.

Le rire est un acte exclusivement expiratoire. L'inspiration n'y concourt en rien. C'est un fait évident par lui-même et que démontre une observation simple, mais raisonnée de son mécanisme, sous le rapport respiratoire. On va voir qu'il ne peut même en être autrement.

Une suite de petits accès ou de quintes plus ou moins rapprochées, plus ou moins nombreuses et diversement prolongées, caractérisent surtout le rire. Chacune d'elles se compose d'une série de petites expirations bruyantes, successives et entrecoupées; c'est une seule expiration décomposée en autant de petites saccades ou expirations secondaires qu'il y a d'éclats sonores échappés du thorax. A cette série d'expirations courtes et involontaires succède une longue et prompte inspiration que suivent de nouvelles expirations partielles, d'où naît effectivement le rire. Jamais il ne s'y mêle d'inspirations, quelque petites et quelque rapides qu'on les suppose : ce serait alors une véritable anhélation. Aussi, dans le rire, éprouve-t-on bientôt le besoin d'inspirer, lorsqu'il se prolonge un peu, et se sent-on comme menacé de suffoquer; preuve évidente que l'admission de l'air dans les poumons, pendant cet acte, n'alterne point avec son expulsion graduée et successive. Ce mécanisme est absolument analogue, sous ce rapport, à celui de la toux et de la coqueluche spécialement. Or la toux est considérée avec raison par les physiologistes comme un phénomène purement expiratoire. Eh bien! le

rire appartient exclusivement aussi au second temps de la respiration, au mouvement expiratoire, le seul au reste pendant lequel la
production des sons puisse avoir lieu. Le rire est à l'expiration ce
que le soupir singultueux est à l'inspiration; et, sous ce point de
vue, ces deux actes s'exercent d'une manière diamétralement inverse.

Cette vérité une fois reconnue, le mode d'action du diaphragme,
dans le rire, n'est plus le même. On sait que dans l'inspiration ce
muscle s'abaisse en se contractant, et que dans l'expiration, au contraire, il s'élève en se relâchant. Or, le rire s'exécute pendant
l'expiration; il nécessite le rétrécissement progressif du thorax : donc
le diaphragme n'est point et ne peut point être l'agent actif du rire,
précisément parce qu'il n'en est point un du mouvement d'expiration.

Mais je dois développer davantage mon idée. Je raisonne donc,
et je dis.

La respiration se compose, comme on sait, de deux mouvemens
alternatifs et entièrement opposés dans leur mécanisme, le mouvement d'inspiration et celui d'expiration, pendant lesquels le diaphragme et les muscles de la paroi antérieure abdominale sont alternativement contractés ou relâchés en sens inverse. De là l'antagonisme de ces muscles, considérés comme agens respiratoires ordinaires. Cet antagonisme est détruit, ou plutôt interverti dans l'acte
du rire. Le diaphragme, préliminairement abaissé pour l'intromission
de l'air dans les poumons, les muscles abdominaux se contractent
convulsivement, et pressant avec force sur les viscères du ventre,
ils tendent à refouler vers la poitrine ce muscle et à effectuer ainsi
le mouvement d'expiration. Mais le diaphragme entrant en même
temps en action, s'oppose jusqu'à certain point avec énergie à l'effort
répulsif exercé en sens contraire du sien, et dans cette action, il
concourt lui-même au rétrécissement transversal du thorax, en dé-
primant les côtes asternales auxquelles il s'attache, à peu près dans
la même direction que les muscles transverses abdominaux, dont il

devient ainsi congénère sous ce rapport. Il y a donc une action et une réaction spasmodiques alternatives et très-rapides entre la cloison musculaire abdominale et la diaphragmatique, actions et réactions successives exercées de telle sorte, qu'à chaque fois le diaphragme remonte de plus en plus, l'effort de ses antagonistes croissant à mesure que le sien diminue; et c'est lorsque, vaincu enfin par cet effort prépondérant des muscles constricteurs du ventre, le diaphragme ayant cessé de réagir après avoir été refoulé autant que possible en haut, c'est alors que l'expiration, portée à son dernier terme, en met un aussi à l'acte du rire.

On conçoit maintenant dans quel sens j'ai dit que le diaphragme n'est point l'organe moteur du rire, quoiqu'il agisse bien évidemment alors. Cette proposition repose donc sur ce que ce grand muscle n'agissant en effet que dans l'inspiration, son mouvement actif est diamétralement opposé à celui nécessaire au rire, sur la production duquel il n'a guère qu'une influence en quelque manière passive, les muscles expirateurs, ceux de l'abdomen surtout, devant en être considérés comme les agens essentiellement actifs.

Mais ce même diaphragme n'en est-il pas toujours, malgré cela, le siége de la joie, comme parlaient les anciens physiologistes, c'est-à-dire, ne reçoit-il pas toujours la première impulsion? et n'est-ce pas lui qui donne ensuite pour ainsi dire le branle à tout le reste dans l'excitation du rire? Je ne ne le présume pas. Cette hypothèse se rattache évidemment à celle qui faisait du centre frénique le siége du sentiment, et elle importe peu, d'ailleurs, à mon sujet.

Telle est, en raccourci, l'idée que je me suis faite du mécanisme du rire considéré comme acte respiratoire. On entrevoit, par cette esquisse, que l'explication de ce mécanisme comporterait des développemens bien plus étendus dans un article spécialement consacré à cet objet. Mais ici j'ai voulu seulement prouver que le diaphragme n'est point l'organe essentiel du rire; ce qui me paraît devoir modifier un peu la nature de la question médicale interrompue par cette digression déjà trop longue peut-être.

Quittons donc la physiologie pour la séméiotique : revenons à notre sujet.

Si l'on voulait prendre la peine de compulser, pour les analyser et les opposer ensuite, toutes les observations relatives aux lésions diaphragmatiques en général, on arriverait, j'en suis sûr, à ce résultat définitif, savoir, 1.° que parmi ces observations un grand nombre sont au moins équivoques, soit à raison de la coexistence d'autres maladies, soit par l'absence de la section cadavérique ; 2.° que de celles dont l'authenticité est reconnue, la moitié, peut-être, a seulement présenté le *ris sardonique*, quelle que soit l'acception que l'on veuille donner à ce mot. D'où l'on serait naturellement porté à conclure, en dernier résultat, que le *ris sardonique* n'est pas en effet plus particulier aux maladies du diaphragme qu'à plusieurs autres genres d'affections morbides.

Quelques auteurs ont cru pouvoir expliquer la concomitance du sourire tétanique et des lésions du diaphragme par la communication des nerfs diaphragmatiques avec les nerfs faciaux, au moyen des seconde et troisième paires cervicales. Mais combien d'autres parties, de muscles, par exemple, n'ont-elles pas avec le diaphragme de semblables rapports nerveux ? mais pourquoi ce symptôme n'est-il pas constant ici ? mais pourquoi les lèvres ou leurs muscles étant le siége de blessures ou d'une lésion quelconque, le diaphragme n'est-il point à son tour affecté de convulsions ? Nous avons déjà vu, et nous aurons occasion de le remarquer encore, que le sourire tétanique se montre dans plusieurs altérations d'organes qui n'ont aucune communication nerveuse directe avec les muscles des lèvres. Quel est donc le lien caché qui, dans ce cas, unit sympathiquement ces organes ? C'est bien ici qu'il faut observer et nous taire ! car les explications des phénomènes sont arbitraires, a dit un professeur célèbre et ennemi juré de tout système ; mais ce qu'il importe de recueillir, ce sont les faits.....: C'est en voulant tout expliquer, qu'on a encombré la médecine de théories vaines et d'hypothèses, et qu'on s'est écarté sans cesse de la vraie route de l'observation et de l'expérience (1).

Et quand il serait aussi clairement démontré, qu'il est en effet douteux, que le sourire tétanique est l'effet le plus ordinaire des maladies du diaphragme, je ne vois pas qu'on en dût rien conclure de positif sur l'influence vitale ou mécanique de ce muscle dans la production du rire physiologique en général. Car, après tout, cette convulsion ou contraction forcée des muscles de la bouche n'est en effet qu'une pure grimace, qui ne serait tout au plus que la parodie grossière du sourire véritable, expression ordinaire du sentiment. Or, ce muet langage des passions, bien distinct du rire proprement dit, n'a aucune espèce de liaison avec l'acte respiratoire, ni conséquemment avec le principal agent de cette fonction importante. Remarquons aussi, en passant, cette différence notable et caractéristique entre le sourire aspasmique et le rire morbide d'une part, et le spasme musculaire, que j'ai appelé *sourire tétanique*, pour ne pas trop m'éloigner de l'idée généralement reçue qui en a fait une espèce de rire, d'autre part : le sourire spasmodique est au sourire physiologique ce qu'est au rire correspondant le rire morbide ; c'est toujours réellement le même phénomène dans les deux cas, mais dont la cause, au fond toujours la même en physiologie comme en pathologie, doit son origine à des circonstances différentes dans l'un et l'autre cas. Au contraire, le sourire tétanique ne ressemble qu'à lui-même ; il n'a point, comme les deux premiers, d'équivalent en physiologie ; c'est une perversion de la contractilité musculaire, comme les convulsions en général, et non pas la pathologie du sourire naturel. Il est à peu près à ce dernier ce que sont les mouvemens convulsifs des muscles moteurs oculaires à l'expression sentimentale du regard dans le langage ordinaire des passions.

Je me résume sur toutes les considérations précédentes, je raisonne d'après les principes sur lesquels elles reposent, et je dis :

(1) Nosographie philosophique, t. 2, p. 527 et 546, 3.e édit.

Le rire symptomatique n'est point un signe constant des lésions du diaphragme. Le sourire tétanique, plus fréquemment observé alors, ne leur appartient néanmoins pas davantage. Ces symptômes peuvent exister ou manquer absolument. Ils se montrent isolément ou à la fois. Leur présence n'est pas plus essentielle à ces lésions que leur défaut n'est un indice certain de l'intégrité du diaphragme. Ils ne sont pas plus l'apanage exclusif de ces maladies que de beaucoup d'autres cas pathologiques. Leur existence n'est qu'une présomption plus ou moins fondée de celle d'une lésion du diaphragme, et pour devenir certitude, elle suppose la réunion d'autres signes diagnostiques palpables : c'est un motif d'exploration ultérieure plus attentive sur la nature de l'affection à caractériser. Quand ils ont lieu, ils tiennent, ici comme ailleurs, le premier à un trouble consécutif de l'encéphale, comme symptôme du délire, ou seulement à une sympathie morbide particulière, tout aussi inexplicable que dans les autres affections qu'il signale quelquefois ; le second à une convulsion également sympathique des muscles du visage, de la même manière et par la même cause que les convulsions en général avec lesquelles aussi il coexiste souvent alors. L'époque de leur apparition, variable selon les cas, n'est jamais fort éloignée de l'invasion de la maladie du diaphragme qu'ils accompagnent quelquefois. Enfin, la mesure relative de leur gravité dans le prognostic, toujours très-fâcheux, de cette maladie, doit être estimée d'après l'ensemble et l'intensité des autres symptômes concomitans ; et la lésion d'un organe aussi important à la vie qu'est le diaphragme, devant nécessairement entraîner à sa suite de nombreux et graves accidens, l'existence simultanée du sourire tétanique ou du rire morbide ne peut qu'être très-fâcheuse dans ce cas, puisque ces derniers phénomènes ne sont que le résultat d'une complication de la maladie dont ils dépendent.

Mais passons à l'examen séméiologique d'une autre classe de maladie, par rapport au sujet qui nous intéresse.

8

ART. III.

Du Rire pathologique dans les hémorrhagies.

Dans les cas ordinaires, le rire morbide et le sourire tétanique sont totalement étrangers à cette classe de maladies. Si l'on a pu les observer quelquefois, ce n'a été que par suite d'un dérangement, d'une aberration particulière dans le cours de quelque hémorrhagie habituelle ou périodique qui ont décidé la naissance de quelque névrose, telles que l'hystérie, l'hypocondrie, ou enfin une série de phénomènes insolites, d'anomalies singulières et variées, effets assez communs de la suppression ou de la simple perversion de ces flux habituels et devenus salutaires. On sait seulement qu'après une hémorrhagie active, ou critique, on éprouve en général un sentiment de bien être, de contentement auparavant inconnus, et que l'on a l'esprit plus libre, plus dispos et plus gai.

Voici pourtant un exemple assez singulier de *melæna* accompagné du rire symptomatique. Une jeune Juive de dix-sept ans est atteinte, pour la troisième fois, de cette espèce d'hématémèse à sept jours d'intervalle de la première à la seconde, et de la seconde à la troisième. Elle éprouve dans le jour et pendant la nuit une toux convulsive avec vomissement d'un liquide épais, visqueux, d'un rouge noir, et dont la quantité équivaut à trois ou quatre livres en vingt-quatre heures. En même temps une douleur fixe et pongitive se fait sentir dans l'hypocondre gauche, à peu près comme dans la splénite; et cependant, au milieu des souffrances qu'elle endure, cette malade pleure et rit à la fois aux éclats, comme certains hypocondriaques: *Mirandum quòd rideat in pessimis cruciatibus, ac quasi cachinnum moveat, simul verò illacrymetur quale symptoma in hypocondriacis spleniticis factis, toties occurrit* (1). Il serait

_____

(2) Observationes anatomico-chirurgigo-medicæ novæ, etc. *A. Jo. Lud. Leberecht Loeseke.* Berol. 1754, in-4, obs. 3, p. 31.

bien difficile de se rendre compte de l'existence du rire dans ce
cas, ainsi que dans un grand nombre d'autres, où il se déclare de
même comme phénomène absolument sympathique anomal.

Je viens de le dire; ce symptôme, essentiellement nerveux, n'est
d'ordinaire, dans les hémorrhagies en général, que l'effet accidentel
de quelque complication particulière concomitante, ou d'une maladie nouvelle succédanée qui doit son origine à la perturbation où
au défaut absolu du flux hémorrhagique (1); réflexion en tout applicable au sourire tétanique. Cependant, et déjà j'en ai dit quelque
chose dans la première partie de cette Dissertation, ce dernier symptôme peut concourir, dans certains cas, à faire préjuger un écoulement sanguin critique, tel qu'une épistaxis, une hématémèse actives.
C'est ainsi que dans une observation de fièvre gastrique jugée vers
le seizième jour par un *melœna*, le professeur *Portal* a vu la contraction involontaire des muscles labiaux annoncer cette hémorrhagie stomacale critique.

ART. IV.

Du Rire pathologique dans les névroses.

La classe des névroses fournit à l'observation du médecin philosophe une série d'affections aussi intéressantes que variées. Le rire
morbide et le sourire tétanique s'y remarquent très-fréquemment;
et cela devait être, puisqu'ils sont eux-mêmes de véritables névroses
symptomatiques.

§. I.er Névroses des fonctions cérébrales.

Cet ordre est un de ceux qui en fournissent de plus nombreux
exemples.

(1) *V.* la Médecine clinique de M. le professeur *Pinel*, 2.e édit., p. 294.

1.° *Comata.*

Les névroses comprises sous cette dénomination générale d'*affections comateuses* offrent ceci de particulier sous le point de vue séméiotique dont je m'occupe : c'est plutôt le sourire tétanique que le rire véritable, que l'on voit figurer parmi leurs symptômes respectifs.

Ivresse. On connaît les effets sympathiques du vin et des liqueurs alcooliques sur le système sensitif interne, et en particulier sur le cerveau. Leur abus produit l'ivresse, comme on le sait, état qui, s'il est porté trop loin, devient une véritable affection comateuse.

L'homme ivre se distingue aisément, par son rire, de l'homme qui sait s'abstenir de l'excès des boissons fermentées. On le voit souvent éclater pour des choses presque insignifiantes et incapables de provoquer ce mouvement dans les cas ordinaires. Cependant le rire de l'ivresse n'est jamais porté très-loin. Il a aussi un caractère particulier d'expression plus aisé à apprécier qu'à décrire, qui, en général, a quelque chose de moqueur et de méprisant ; il est plus lent, moins tumultueux que de coutume, interrompu de temps en temps par quelques propos mal articulés et décousus. Dans le sourire ordinaire, de même que dans le rire proprement dit, la bouche exécute une sorte de mouvement insolite qui exprime bien l'insouciance et l'apathie, comme tous les actes volontaires qui ont lieu pendant l'ivresse qui ne va pas jusqu'à l'engourdissement comateux : les lèvres restent entr'ouvertes, l'inférieure remontant un peu, tandis que les angles s'abaissent. Le rire et le sourire empruntent communément aussi dans l'ivresse un certain caractère de stupidité, ou au moins d'indolence molle et dédaigneuse pour tout ce qui en devient l'objet. Encore si c'était là le seul défaut attaché à l'absence de la raison, on pardonnerait sans peine au rire insipide autant qu'insignifiant de l'ivresse ! Mais il s'en faut bien que tous les gens ivres aient l'humeur

joyeuse et soient enclins à rire : une humeur sombre et brutale , des
passions désordonnées ou furieuses , de sales et dégoûtantes orgies....
voilà les attributs les plus ordinaires de cet abrutissement momen-
tané des sens et de la raison.

Narcotisme. Un grand nombre de substances tirées des trois rè-
gnes de la nature peuvent produire le narcotisme. Le règne végé-
tal est celui qui en fournit le plus, et ce sont surtout les plantes
vénéneuses de quelques familles naturelles , les solanées, les ombellifères, les renonculacées, les champignons , etc. Je ne m'arrêterai
qu'à quelques-unes de ces substances dont les propriétés stupéfiantes
et délétères paraissent porter spécialement leur action sur le système
sensible , et déterminent une multitude d'accidens graves et variés ,
au nombre desquels on compte souvent ou le sourire ou le rire symptomatiques.

1.º *Opium* (*Papaver somniferum* , Lin.). Dirigée par un médecin habile , l'action de cette précieuse substance sur l'homme malade
est différente suivant les vues que l'on se propose. Elle produit, selon les circonstances de son administration, deux effets opposés ,
l'excitation ou le narcotisme. L'opium exerce à peu près le même
mode d'action sur l'homme sain. Pris en petite quantité, il a la singulière propriété de faire naître momentanément la gaîté, la joie ,
et une sorte d'ivresse qu'accompagnent les ris, l'excitation des sens ,
enfin un état de bien-être et de jouissance indicible. Tout le monde
sait le fréquent usage qu'en font les Orientaux pour chasser la tristesse et l'ennui, pour s'exciter à braver le hasard des combats, ou
devenir plus aptes aux plaisirs de Vénus. Ces fameux breuvages, si
connus de l'antiquité , les philtres, les népenthes, qui avaient, dit-on ,
la propriété de bannir la mélancolie et de faire oublier tous les
maux, avaient sans doute pour base quelques préparations d'opium.
Telle était la boisson qu'*Hélène* apporta d'Egypte, et dont les
Thébains possédaient seuls la recette mystérieuse. « *Kaempfer* , dans

un festin avec des Perses, avale, dit M. le professeur *Pinel*, une composition opiatique qui leur est familière : il éprouve bientôt une joie indicible, se livre à des jeux folâtres, à des éclats de rire excessifs, monte à cheval à la fin du repas, croit voler dans les airs et au-dessus des nues, parcourt en imagination la vaste route des cieux, et pense, dans son délire, avoir été admis à la table des divinités célestes ».

Pris à de trop hautes doses et intempestivement, l'opium occasionne l'empoisonnement narcotique ou un état d'agitation nerveuse très-grand, et quelquefois la mort. « Les gens qui veulent se faire mourir prennent, dit *Chardin*, un morceau d'opium gros comme le pouce, et avalent un verre de vinaigre par-dessus. Il n'y a point moyen, ajoute-t-il, de sauver un homme après cela ; nul contre-poison n'y sert. On meurt sans peine et en riant (1) ». Le sourire tétanique est aussi un des effets assez ordinaires de cette espèce d'empoisonnement.

2.° *Pomme épineuse* (*Datura stramonium*. Lin.). L'usage intérieur de cette plante produit des phénomènes fort extraordinaires et toujours très-fâcheux. Un de ses caractères, plus marqué encore que dans les autres végétaux narcotiques, est d'exciter, dit M. le professeur *Pinel*, des rêves agréables, une sorte de délire, de volupté qui tient de l'enchantement et du sortilège : aussi certaines compositions où il entre font-elles les délices des Indiens, qui ont besoin d'être ainsi retirés de leur indolence apathique. Le vin préparé avec les semences de cette plante fait dormir en peu de temps, et après le réveil il excite dans l'esprit mille idées extravagantes et risibles qui occupent le malade pendant plusieurs jours. M. *Alibert* rapporte l'observation de trois petites filles qui, après avoir mangé du *stramonium*, furent prises pendant la nuit d'agitation, de délire loquace, de mouvemens convulsifs et parfois automatiques des mem-

_____

(1) Voyage en Perse.

bres et de tout le corps. L'une d'entre elles dansait, chantait, et ses lèvres exécutaient un mouvement continuel de succion (1).

3.º *Morelle* (*Solanum nigrum*. Lin.). Les effets de cette plante vireuse sur l'économie vivante sont à peu près les mêmes que ceux de la précédente. Ils suscitent de même ou le rire ou le sourire symptomatiques.

4.º *Belladone* (*Atropa belladona*. Lin.). Trois enfans de neuf à dix ans mangent des fruits de belladone ; aussitôt ils éprouvent des nausées, le pouls s'affaiblit et le délire maniaque se manifeste avec les phénomènes nerveux les plus bizarres. C'étaient alternativement des pleurs et des ris, des convulsions irrégulières, des gestes pantomimes et ridicules, des chants, des cris aigus, avec agitations brusques des membres et de tout le corps, regard fixe et effaré ; réponses ridicules ou nulles aux questions qu'on leur adresse, trismus maxillaire..... Guérison par les moyens appropriés (2).

5.º *Jusquiame* (*Hyosciamus niger*.) Les observations d'empoisonnement par la jusquiame sont très-multipliées. On en trouve surtout un exemple très-remarquable dans les Transactions philosophiques, année 1738. Neuf personnes ayant mangé de cette plante furent prises de tous les accidens du narcotisme. Chez quelques - unes, aphonie, convulsions, contorsions des membres, *rire convulsif semblable au rire sardonique*, yeux exorbitans, bouche tirée en bas des deux côtés. Les autres offraient des symptômes analogues ; mais elles pouvaient ouvrir la bouche, pousser des hurlemens, proférer quelques paroles, comme si elles eussent voulu prophétiser ; propos inco-

---

(1) Elémens de thérapeutique et de matière médicale, 2.ᵉ édit., t. 1, p. 419.

(2) M. *Pinel*, Nosogr. philos., t. 3, p. 45.

M. *Alibert*, Matière médicale, t. 1, p. 426.

hérens, représentation des objets en rouge.⸻. Guérison. Le doc‑
teur *Alibert* cite l'observation d'un, jeune enfant empoisonné par la
racine de jusquiame. Ce petit malade fut frappé de stupeur, de cé‑
phalalgie, de délire. Il avait, par intervalles, des convulsions de
tous les membres, et le *rire sardonique* (1). Une femme et son mari
avaient mangé de la même racine, qu'ils avaient prise pour celle
d'artichaut. Le soir même, un quart d'heure après, constriction au
gosier, voix éteinte, dysurie, amaurose passagère, *ris imbécille*,
risus ineptus ; pendant deux jours, impossibilité de garder la même
place ; ensuite céphalalgie, faiblesse. Les émétiques et les purgatifs
dissipèrent tous ces accidens (2).

On peut faire à peu près les mêmes remarques sur l'empoison‑
nement narcotique par l'usage des autres plantes de la famille des
solanées, telles que la mandragore (*atropa mandragora.* Lin.),
la douce amère (*solanum dulcamara.* Lin.), les baies de pomme
de terre (*solanum tuberosum.* Lin.), le tabac (*nicotiana tabacum.*
Lin.).

Les propriétés délétères des renonculacées sont assez connues.
C'est à cette famille qu'appartient, d'après *Dioscoride* et le plus
grand nombre des auteurs, la fameuse plante à l'usage intérieur de
laquelle on a surtout attribué le *ris sardonique*. Ses qualités véné‑
neuses lui ont mérité l'épithète de renoncule *scélérate* (*ranunculus*
sceleratus. Lin.). Selon quelques-uns, c'est l'espèce aquatique (*ra‑*
nunculus aquaticus. Lin.). Ce qu'il y a de très-certain, c'est que
toutes les renoncules agissent sur les voies digestives comme poi‑
sons âcres extrêmement actifs, et que le *ranunculus sceleratus* jouit
surtout au suprême degré de la propriété délétère corrosive inhé‑
rente à cette famille. Quelle qu'en soit au juste l'espèce, la plante
en question a été nommée aussi *apium risûs*, ache du rire, ce qui
semblerait la rapprocher des ombellifères ; *herba risûs*, herbe du

rire, scelerata herba, herbe scélérate, herbe sardonique, sardonia
ou sardoa herba, herbe de Sardaigne, ache sauvage, ache de
Sardaigne, sardoine; dénominations, ou caractéristiques de l'un des
effets apparens de cette substance sur le corps vivant, ou purement
topographiques et tirées de l'île de Sardaigne, où elle est, dit-on,
fort commune.

Je n'ai pas besoin d'observer que la renoncule scélérate n'est pas
la seule plante qui puisse occasionner le *ris sardonique*, quelque
sens que l'on attache à cette dénomination. On le voit assez par ce
qui précède. Il n'est pas non plus avéré que ce symptôme, qui est
plutôt, je crois, le sourire tétanique que le rire morbide, en soit
l'effet constant. Au reste, l'existence du sourire ou du rire symptomatiques tient, ici comme dans les autres cas d'empoisonnemens,
à l'excitation sympathique exercée par l'estomac sur le cerveau ou
les muscles du visage : elle ne doit pas plus surprendre que l'apparition du délire et des convulsions générales dont ces deux phénomènes ne sont que la conséquence. Je ne dirai point avec *Desbois
de Rochefort :* « La renoncule aquatique excite le *ris sardonique*,
exprimé par la contraction des lèvres; laquelle a lieu sympathiquement à cause de l'inflammation du diaphragme irrité par le voisinage de l'estomac » : car cette supposition gratuite est inutile à
l'explication du phénomène. L'irritation propre de ce dernier organe, ou son état phlegmasique, bien plus réels, en sont une cause
puissante, aisément appréciable dans ses effets. Et puis d'ailleurs,
les muscles faciaux ne sont pas d'ordinaire seuls convulsés; et ceux
des autres régions du corps le sont aussi plus ou moins générale-
lement.

C'est vers la cause du mal qu'il faut diriger les moyens de traitement, qui ne diffèrent pas de ceux indiqués dans tous les autres
empoisonnemens par ingestion de substances irritantes ou corro-
sives dans les voies alimentaires. Je ne dois donc point m'en occuper ici.

Un grand nombre d'autres poisons végétaux sont susceptibles.

d'exciter les mêmes phénomènes nerveux et convulsifs. Telles sont plusieurs plantes appartenantes aux familles naturelles des ombellifères, des apocynées, des scrophulaires, des lauriers, des cucurbitacées, des champignons, etc. On sait, par exemple, qu'il n'est aucun symptôme funeste que le venin de ces derniers ne puisse produire. Le *ris sardonique* en est souvent l'effet. Ce symptôme a aussi été signalé dans l'empoisonnement par la féve de Saint-Ignace (*faba indica*); le safran (*crocus sativus*, Lin.), etc. etc. J'ajouterai, en passant, que plusieurs poisons minéraux et animaux peuvent, comme les substances végétales délétères, déterminer quelquefois ou le sourire tétanique, ou le rire morbide.

Tarentisme. Nous ne croyons plus aujourd'hui à tout le merveilleux du tarentisme, que l'on s'accorde assez généralement à regarder comme une maladie le plus souvent simulée. « Qu'on se représente, dit M. *Amoreux*, des hommes et des femmes à cerveaux affectés, qui, de concert avec des histrions et des musiciens payés, jouent des farces larmoyantes, dignes des spectateurs et des acteurs! Voilà le prétendu tarentisme: ce sont des soupirs, des pleurs, des éclats de rire, des angoisses, des contorsions, des gesticulations qui vont jusqu'au ridicule » (1). Cependant il paraît qu'à travers tout ce qui a été dit de fabuleux sur cet objet, il y a aussi quelque chose de vrai; et que souvent la morsure de la tarentule produit des accidens fort extraordinaires, parmi lesquels se remarquent fréquemment des ris immodérés et plusieurs autres phénomènes nerveux. Les danses mesurées aux accords harmonieux de la musique en sont, dit-on, le remède unique et souverain..... Mais laissons le merveilleux pour la réalité. Poursuivons la séméiologie du rire dans les autres affections comateuses.

_____

(1) Notice des insectes de la France réputés venimeux, etc., in-8. Paris, 1789, p. 220.

Apoplexie. Ce n'est jamais le rire véritable que l'on observe chez les apoplectiques; c'est cette distorsion particulière de la bouche à laquelle on a donné si mal à propos le nom de *spasme cynique;* contorsion qui est le plus communément l'effet nécessaire de l'hémiplégie si fréquemment signalée avant, pendant, ou après l'apoplexie. *Malpighi* et *Daubenton* ont offert ce symptôme dans le cours de la maladie qui a terminé leur glorieuse carrière (1). L'attaque apoplectique peut être précédée aussi quelquefois du sourire tétanique véritable, ou rétraction convulsive des deux commissures labiales, et dans quelques cas, de la diduction spasmodique hémilatérale de la bouche seulement.

. *Catalepsie.* D'après le caractère connu de cette singulière affection, on conçoit très-bien que si, immédiatement avant l'accès, et dans le moment même de son invasion, la figure du malade exprime le sourire ou les pleurs, les muscles alors en action conserveront l'une ou l'autre disposition pendant tout le temps de l'attaque; et c'est ce qui arrive en effet. «Deux amis restèrent un quart d'heure sans mouvement, penchés l'un contre l'autre, dans l'attitude où ils s'étaient abordés : la joie de se revoir après une longue absence leur causa cet accès de catalepsie (2)». M. *Savary* vient de tracer avec beaucoup d'élégance et de précision, dans le Journal de MM. *Corvisart, Leroux* et *Boyer* (décembre 1811), l'esquisse d'une observation fort curieuse de catalepsie chez un ouvrier de la manufacture d'armes de Versailles, sur lequel ce médecin modeste a eu occasion d'observer, il y a quelques années, à l'hôpital Saint-Antoine, un accès complet de cette singulière névrose. Cet accès s'annonçait et débutait, ainsi que les précédens, par un sourire épanoui sur les lèvres; et bientôt après paraissait une série de phénomènes tous fort extraordinaires.

Le rire proprement dit signale aussi quelquefois les accès de cata-

(1) Nosogr. philos., t. 3, p. 57 - 59.
(2) *Pressavin,* Traité des Vapeurs, vol. in-8., p. 80.

lepsie. Je lis dans les Mémoires de l'Académie des Sciences, année 1742, une observation très-intéressante communiquée par *Sauvages*, qui m'en offre un exemple remarquable. Elle a pour sujet une fille de vingt ans, reçue à l'hôpital général de Montpellier en 1737. Simple dans le principe, la maladie dont il est ici question présenta dans la suite une succession de phénomènes extrêmement curieux. Chaque accès débutait et finissait par une attaque cataleptique parfaite, dont l'intervalle, qui était quelquefois d'un jour entier, était marqué par un état de somnambulisme, pendant lequel cette fille parlait avec beaucoup d'esprit et de finesse, sifflait, chantait et riait aux éclats, en poussant des cris de joie.

Le même auteur cite, dans sa *Nosologie* (1), l'exemple d'une autre jeune fille de dix-sept ans, sujette à des attaques d'hystérie par suite d'aménorrhée, et devenue enfin cataleptique. Les accès revenaient plus de dix fois dans un mois. Pendant ces accès, la malade était dans le délire; elle restait assise sur son lit, le tronc immobile, la tête baissée, les yeux tournés à la volonté des spectateurs, les bras fléchis et en l'air, comme une statue de cire, parlant et riant à la fois.

Epilepsie. De la contraction convulsive ou spasmodique des muscles de la face, avec grincement de dents, serrement des mâchoires, salive écumeuse, naît très-souvent, dans les accès d'épilepsie, une disposition de la bouche telle, qu'elle exprime parfaitement le sourire tétanique. Cet état cesse avec l'accès spasmodique qui lui a donné naissance. Il a fréquemment lieu chez les enfans (2).

J'ai peine à concevoir l'existence du rire véritable dans l'épilepsie. Cependant on en cite beaucoup d'exemples. Je pense qu'il n'y a pas seulement alors épilepsie proprement dite, mais bien complication avec quelque autre névrose, avec l'hystérie surtout; complication

_____

(1) Clas. 6, ord. 5, gen. 24, sp. 1.
(2) *Baumes*, Traité des convulsions dans l'enfance, in-8, p. 435.

fréquente qui constitue l'épilepsie hystérique, l'*epilepsia uterina* de·
Sennert. Tel est le caractère général de presque toutes les observations··
consignées dans les Ephémérides des Curieux de la Nature et autres
recueils scientifiques; et ce qui fortifie mon sentiment à cet égard,
c'est que toutes ces observations ont été faites sur des femmes, et dans
des circonstances très-favorables au développement de l'hystérie.

Je ne sais si *Planque* (1) a sur le caractère de l'épilepsie des idées
bien exactes et bien judicieuses, lorsqu'il dit que « dans l'accès du
mal caduc, il y a des malades qui marchent, qui rient, qui parlent,
et qui disent des choses surprenantes ». L'exercice de ces actes me
paraît être peu compatible avec l'état épileptique véritable. Mais on
a vu le rire succéder à cet état spasmodique. C'est ainsi que, dans une
maladie convulsive épidémique, observée en Suède, et que *Linnæus*
attribue aux graines du *raphanus raphanistrum* mêlées au froment,
cette affection, appelée aussi *feu Saint-Antoine*, se terminait quel-·
quefois par une vraie épilepsie, dont les accès étaient suivis, chez les
personnes sanguines, d'un délire doux, accompagnés de ris, de gesticulations et de toutes sortes de farces (2).

2.° *Vésanies.*

C'est dans ces sortes de névroses ou maladies mentales que nous
remarquons surtout de nombreux exemples du rire véritable et du
sourire morbide aspasmique, exprimés l'un et l'autre sous les traits
les plus analogues à ceux qui les caractérisent respectivement dans
l'état sain. Ce sont en effet les mêmes modes d'expression affective
que le rire et le sourire physiologiques. Dans les deux cas, une sensation morale quelconque précède toujours l'apparition des uns et des
autres, et préside à leur naissance. Dans les deux cas, chacun d'eux
exprime une idée particulière de l'individu qui les présente. Dans les

(1) Bibliothèque de Médecine, t. 6, in-4., p. 38.
(2) Encyclopédie méthodique, art. *Feu Saint-Antoine.*

deux cas enfin, ce sont des actes liés à l'existence des affections de l'ame, et qui supposent la participation active de l'être pensant qui les commande et les dirige. Presque partout ailleurs, au contraire, nous voyons le rire symptomatique véritable naître sympathiquement sans se rattacher à aucune espèce de perception affective antécédente, et constituer ainsi un acte purement physique.

Il n'y a que quelques vésanies qui puissent offrir dans certains cas le sourire tétanique ; encore leur est-il très-souvent tout-à-fait étranger.

Hypocondrie. Au milieu des phénomènes aussi nombreux que variés que présentent les personnes hypocondriaques, on sait que le caractère moral se distingue principalement par les anomalies les plus bizarres, les saillies d'esprit les plus disparates, l'instabilité la plus singulière dans l'humeur et dans les émotions affectives. Et voilà pourquoi nous voyons les individus atteints d'hypocondrie passer souvent en un instant de l'effusion du cœur à la méfiance et à la morosité, des élans de la joie la plus tumultueuse aux idées sombres de la tristesse la plus accablante, des éclats d'un rire désordonné à l'épanchement des larmes. Aussi le vaporeux est-il dans un état que lui-même ne saurait souvent définir ; les moindres causes l'émeuvent et l'excitent ; et vous l'entendez quelquefois s'écrier dans la perplexité de ses sensations et de ses desirs :

> Ombre de l'homme, et des vivans rayé,
> Sot par nature, et sage par faiblesse,
> Malade, sain, ennuyeux, ennuyé ;
> Je ris sans joie, et pleure sans tristesse.

Les hypothèses se multiplient et se succèdent sous mille faces différentes ; les faits restent toujours les mêmes. Nos idées changent ; la nature seule est invariable. On ne sait par quel singulier contraste les anciens, qui avaient placé dans la rate le siége et l'origine de l'atra-

bile et de la mélancolie, y ont aussi fixé la source et le trône des ris ;
de la joie et de tous les plaisirs du siècle de Saturne.

Splen ridere facit, cogit amare jecur.

On connaît cet autre vers d'un poète satirique :

Sed sum petulanti splene cachinno.

Si nous ignorons encore les véritables usages de cet organe, nous
pouvons bien dire au moins, sans crainte d'erreur, qu'il n'a aucune
influence sur la naissance du rire. Et puis comment assigner un
siége au rire? N'est-ce pas comme si l'on demandait quel est le
siége de la parole? Veut-on exprimer par-là les instrumens où les
organes effectifs du phénomène? à la bonne heure; mais assuré-
ment alors la rate est tout-à-fait étrangère à la production du
premier.

L'opinion bizarre que l'on avait adoptée sur les prétendus usages
de la rate devait avoir son application en pathologie. De là la
source d'explications plus ou moins ridicules, que l'on me dispensera
de mentionner ici.

Au reste, si l'hypocondrie est souvent liée à l'existence de quelque lésion organique des viscères abdominaux, souvent aussi ces
mêmes viscères n'offrent à l'autopsie aucune trace d'altération à la
suite de cette névrose.

Boerhaave demande pourquoi les personnes affectées de maux
spléniques et hypocondriaques sont disposées à rire : *Ob quam
causam contingit eosdem adeò in risum pronos esse* (1)? Il faut
plutôt en rechercher l'origine dans la versatilité singulière des goûts
et des affections morales qui assiégent les malades, que dans la
disposition morbide des viscères gastriques, puisque cette disposition
n'est pas constante, et que, lorsqu'elle existe, elle influe toujours

_____

(1) Instit. med., parag. 327.

sympathiquement sur les fonctions importantes de l'appareil sensitif interne.

Un ancien médecin poète, *Quintus Serenus*, a voulu sans doute parler de l'hypocondrie avec lésion organique de la rate, quand il a dit :

Splen tumidus nocet, et risum tamen addit ineptum
Ut mihi sardois videatur proximus herbis,
Irrita quœ miseris permiscent gaudia fatis.
Dicitur exutus faciles auferre cachinnos,
Perpetuòque œvo frontem prœstare severam (1).

Mais qu'est-il besoin de le dire? tout le monde ne sait-il pas qu'en général les hypocondriaques sont aussi ennemis des plaisirs et de la joie qu'ils sont amis de la solitude et des affections tristes?

Oderunt hilarem tristes, tristemque jocosi.

Mélancolie. L'acception vulgaire du mot mélancolie semble exclure par elle-même toute idée de gaîté ou de concomitance d'une humeur enjouée et compatible avec les saillies turbulentes qui caractérisent le rire. Cependant il n'est pas rare de voir succéder à une taciturnité sombre des élans passagers d'une gaîté vive et comme convulsive; et il est même une variété de la mélancolie marquée, par le retour fréquent d'une joie folle et rayonnante, entremêlée de ris éclatans et plus ou moins prolongés. « Les mélancoliques qui rient dans un moment, pleurent dans un autre, et souvent les pleurs et les ris se succèdent précipitamment, comme s'ils voulaient rire et pleurer en même temps » (2).

Manie. Lorsqu'on sait sous combien de formes infiniment variées

---

(1) De Medicinâ præcepta saluberrima, cap. 23, spleni curando. Paris, 1533.
(2) *Raulin*, Traité des affections vaporeuses du sexe, chap. 10, p. 170.

peut s'offrir à l'observation du médecin pénétrant et sagace la manie avec ou sans délire, périodique ou continue, on est peu surpris de voir figurer parmi les différens symptômes de l'aliénation mentale le rire et ses divers modes d'expression, le sourire et toutes ses manières d'être. Il est une variété de la manie délirante caractérisée par des émotions gaies ou joyeuses plus ou moins tumultueuses et prolongées, ou seulement calmes et comme extatiques. Ici vous voyez le visage du maniaque s'épanouir en rayonnant; ses yeux sont élevés immobiles vers le ciel; le sourire de l'admiration et du ravissement intérieur se peint dans tous les traits à la fois; il paraît comme plongé dans une sorte de contemplation mystique, dans les délices d'une joie surnaturelle, et être en intelligence avec la divinité ou quelque génie invisible et puissant. Là vous êtes étourdi par des accès de ris extravagans et sans fin, qui ne diffèrent souvent de l'explosion libre du rire naturel, que parce qu'ils alternent ou co-existent avec des gestes ridicules, des propos décousus et sans suite, et les idées bizarres ou grotesques d'une raison incoercible et égarée. Expression véritable de la joie turbulente et des pensées nouvelles qui lui roulent par la tête, les ris de l'insensé ont donc une cause réelle. Mais cette cause ne frappe que lui seul; elle est en rapport avec l'état actuel de ses facultés morales et affectives : elle en est la conséquence nécessaire. Pour nous elle est insignifiante ou nulle, et dans l'idée où nous sommes que l'homme qui a perdu la raison rit en effet sans motif, nous regardons le rire dont la cause nous est inconnue comme l'emblème de la folie:

Risus sine re, signum est stultitiæ.

idée qu'avait exprimée *Catulle* dans cet autre vers si connu :

Risu inepto res ineptior nulla est.

C'est dans le même sens que l'on a dit encore :

Per risum multum poteris cognoscere stultum.

10

Je lis dans *Lavater* (1) cette phrase un peu trop hasardée : « Si sur la joue qui sourit on voit se former trois lignes parallèles et circulaires, comptez dans le caractère sur un fond de folie ». On peut bien dire, je pense., que, s'il n'y avait jamais de prédispositions plus réelles à l'aliénation mentale, le nombre des fous serait considérablement réduit sur la terre.

Ce qu'il y a de constant, ce qui est d'observation, c'est que le sourire aspasmique chez le maniaque, comme le sourire physiologique chez l'homme sain, revêt plusieurs physionomies distinctives, exprime les pensées, les sentimens, les affections diverses de la personne en délire, et qu'il découvre ainsi le caractère particulier de ce délire, la nature de l'objet sur lequel il s'exerce. Si nous voulions nous y arrêter quelques instans, nous verrions ici un homme plongé dans de douces rêveries, occupé d'agréables chimères, savourer en imagination les plus délicieux plaisirs, et son sourire exprimer qu'il est heureux et content ; là un autre qui, se croyant un puissant personnage, considère avec un sourire fier et dédaigneux ceux qu'il regarde comme ses sujets, ou leur adresse en passant un sourire de protection. Ailleurs nous remarquerions le sourire affreux de la férocité méditant en secret quelque projet de vengeance qu'elle brûle d'exécuter ; plus loin le sourire captieux et apprêté d'une adroite dissimulation qui veut éluder les reproches ou se ménager les moyens d'accomplir quelque dessein depuis long-temps conçu, etc., etc.

Le rire lui-même s'annonce, chez le maniaque, sous différentes physionomies caractéristiques de l'idée particulière qu'il exprime. Ces variétés sont toujours relatives et proportionnées à la nature de la chose risible, ainsi qu'à sa mesure de risibilité sur l'imagination fantastique de l'aliéné. Ce sont tantôt les ricanemens répétés, les ris à voix basse et compassés du mépris orgueilleux ou de la sotte pré-

(1) Physiognomonie, t. 3, p. 17.

vention. D'autres fois c'est le rire à gorge déployée et inextinguible
d'un esprit moqueur et caustique qui s'échappe en longs et éternels
éclats, montrant du doigt l'objet de sa dérision complaisamment
affectée, etc., etc.

On a dit que les fous rient sans cesse, *risus abundat in ore stultorum.* Cela peut être vrai dans le langage figuré ; mais on ne doit
l'entendre en médecine que de la folie délirante joyeuse, qui a
donné lieu à cette autre expression proverbiale figurative, *rire
comme un fou,* pour désigner le rire plein, éclatant et prolongé
d'une joie vivement sentie.

Dans quelques cas, l'insensé rit, chante, crie et pleure tour à tour.
C'est ainsi que, vers le déclin de la manie, ou lorsqu'elle menace de
se changer en démence, la succession rapide et réciproque de la joie
à la tristesse, et de la tristesse à la joie, des éclats de rire désordonnés
à l'effusion immodérée des larmes, annonce encore la mobile incohérence des idées et la vacillation chancelante du jugement. On
trouve plusieurs observations de ce genre dans l'ouvrage aussi profondément pensé qu'élégamment écrit de M. le professeur *Pinel*
sur l'aliénation mentale. Je me plais à le confesser ici avec l'estime
et la reconnaissance la mieux sentie ; c'est à cette source que j'ai
souvent puisé pour tracer les caractères du rire et du sourire, soit
dans la manie, soit dans quelques autres névroses de l'entendement.

Quelquefois le rire symptomatique n'est que le précurseur de paroxysmes maniaques plus ou moins intenses. « Un aliéné, après de
longs intervalles de calme, dit le savant praticien que je viens
de citer, parlait d'abord avec volubilité ; il poussait de fréquens
éclats de rire, puis il versait un torrent de larmes, et l'expérience
avait appris la nécessité de le renfermer aussitôt ; car ses accès étaient
de la plus grande violence, et il mettait en pièces tout ce qui tombait
sous ses mains » (1).

_____

(1) Traité médico-philosophique sur l'aliénation mentale, 2.ᵉ édit., p. 143.
Nosogr. philos., t. 3, p. 99.

Le trait singulier qui a signalé les derniers momens d'*Anne de Boleyn*, épouse de *Henri VIII*, et mère de la reine *Elisabeth*, ne peut guère être expliqué qu'en admettant une sorte d'aliénation d'esprit chez cette trop célèbre et trop malheureuse princesse. Douée d'un caractère extrêmement gai, et se laissant trop souvent aller aux excès d'une joie indiscrète qui causa tous ses malheurs, *Anne de Boleyn* fut sujette à de grandes inégalités d'esprit pendant tout le temps de sa prison : elle pleurait et chantait tour à tour, passait en un instant de la joie à la tristesse. Etant sur l'échafaud, elle demanda à l'exécuteur s'il savait bien son métier, puis elle dit : *Ce qui me console, c'est que le bourreau est très-adroit ; et d'ailleurs,* ajouta-t-elle, *j'ai le cou fort petit.* Aussitôt elle y porta la main, et on la vit s'abandonner à de grands éclats de rire (1).

Démence. Dans cet état d'abolition de la pensée, où les idées se succèdent isolément et sans association, on observe quelquefois un concours d'émotions tristes et joyeuses, mais brusques, passagères et comme fortuites, ainsi que des ris automatiques et nés sans l'influence de causes extérieures actuellement perçues par les sens ; différence qui les distingue de ceux auxquels se livrent parfois les maniaques.

Idiotisme. Une physionomie particulière et très-remarquable caractérise ici le rire morbide et le sourire aspasmique. Dans les autres genres de vésanies cérébrales que nous venons d'examiner, nous avons vu que le premier s'y manifeste souvent par des élans extravagans et désordonnés, par des éclats involontaires et irréfléchis ; le second, sous les différentes modifications d'expressions qui lui sont propres. L'un et l'autre ne s'éloignent guère alors du rire et du sourire ordinaires et raisonnés que par la nature de leurs causes, qui, quoique essentiellement les mêmes qu'en physiologie, reçoivent

_____

(1) Grands hommes morts en plaisantant, par *Deslandes.*

néanmoins de l'aberration de la sensibilité morale et du trouble ou de la discordance des fonctions de l'entendement, une influence directe bien notable.

Chez les idiots, au contraire, le rire morbide s'annonce sous un mode général d'expression qui lui appartient exclusivement, et participe évidemment du caractère de tous les autres actes automatiques qu'ils exécutent. C'est un rire niais, hébété, stupidement exprimé, signalé par une suite de tons lourds, traînans, et plus ou moins prolongés de la voix, avec une bouche long-temps et largement ouverte, et une physionomie toute particulière du visage en général.

On reconnaît aisément l'idiot à son sourire imbécille. Les yeux attachés sur l'objet qui l'occupe, vous le voyez sourire presque habituellement, la bouche étant horizontalement distendue sans séparation des lèvres, ou bien, ce qui est plus ordinaire, en même temps plus ou moins béante et avec l'expression de la stupidité. Sauf les variétés individuelles inséparables de la conformation générale de la face, le sourire de l'idiotisme est toujours le même; il se ressemble chez tous les idiots : sa physionomie exprime constamment la bêtise et l'abrutissement stupide des sens et de la pensée. Il en est ainsi du rire proprement dit. Ce caractère est tranché; car dans les autres genres de vésanies, la physionomie respective de ces deux actes est en rapport avec la nature des passions qui agitent les malades; elle varie comme elles.

Le pouvoir de l'imitation, dont l'influence est si remarquable sur la provocation du rire dans l'état sain, s'exerce pareillement dans l'idiotisme. M. *Pinel* parle d'une jeune idiote qui exécute servilement tout ce qu'on lui ordonne, sans juger d'ailleurs si ses actions sont raisonnables ou extravagantes; elle saute, rit, ou pleure à volonté, et fait toutes les grimaces qu'on lui suggère.

Somnambulisme. Pendant l'agitation des songes qui roulent sur quelque idée bizarre et plus ou moins plaisante, il est assez ordinaire de laisser échapper quelques éclats de rire instantanés et fugitifs, sans que pour cela il y ait suspension réelle du sommeil ; ce qui pourtant a lieu quelquefois. Il n'est pas rare surtout de voir des personnes endormies exprimer par le sourire l'idée du plaisir que retrace à leur imagination quelque rêve agréable qui occupe l'esprit et les sens de délicieuses mais trop courtes chimères. Pourquoi faut-il, hélas! que, trop tôt désabusés sur des jouissances imaginaires, mais cependant réelles, nous ayons si souvent à regretter et chérir encore, après le délire des sens, d'aussi douces erreurs!

Je ne connais pas d'exemple plus singulier de l'explosion du rire pendant le sommeil que le fait rapporté par *Henricus-ab-Heerz.* Un jeune homme avec lequel il avait été lié dès son enfance, et qui s'appliquait fortement à la poésie, s'était exercé en vain un certain jour à polir et à rendre plus corrects plusieurs vers qu'il avait composés ; il se lève pendant la nuit, ouvre son secrétaire, écrit et répète souvent à haute voix ce qu'il venait d'écrire en s'applaudissant lui-même et en poussant des éclats de rire, exhortant même un de ses amis qui était présent d'applaudir avec lui; il ferme ensuite son secrétaire, se remet dans son lit, et prolonge son sommeil jusqu'au moment où on vient l'éveiller, ignorant pleinement ce qui s'était passé. Le lendemain il se rappelle avec inquiétude l'incorrection des vers du jour précédent ; il visite son manuscrit, et il trouve remplies les lacunes qu'il avait laissées : plein de surprise, et ne sachant si c'était l'effet de son bon ou de son mauvais génie, il demanda à ses amis, qui poussaient des éclats de rire, de lui dévoiler ce mystère : ils ne parvinrent qu'avec peine à lui persuader que c'était durant son sommeil qu'il avait rempli cette tâche difficile.

Hydrophobie. C'est bien un véritable sourire tétanique, cette convulsion spasmodique des muscles du visage et des lèvres en particulier avec serrement des mâchoires et grincement de dents que l'on observe si fréquemment dans cette affreuse et redoutable maladie ? J'ai noté ce symptôme dans une observation d'hydrophobie communiquée , recueillie à la Charité , au mois de mai 1808.

Aérophobie. Quoique je ne considère pas cet état particulier comme une maladie essentielle, mais bien comme le symptôme d'une affection nerveuse ou du trouble frénétique , je rapporterai ce qu'en a dit M. *Andry,* dans l'Encyclopédie méthodique , article *Aérophobie.* « Toutes les fois que les nerfs sont montés à un certain degré de sensibilité, on peut, dit-il, devenir aérophobe. On a vu des femmes le devenir, si on leur touchait pendant quelque temps la région épigastrique , même légèrement. Cet état était précédé de convulsions et accompagné de ris immodérés , de pleurs, de cris , etc. ; par cette manœuvre, on prétendait les guérir d'obstructions, d'engorgemens dans les glandes , de maux de nerfs. On les tourmentait sans les guérir ».

§. II, *Névroses de la locomotion et de la voix.*

1.º *Névroses de la locomotion.*

Névralgies. Je n'ai égard ici qu'aux seules névralgies faciales. Les spasmes, les frémissemens , les agitations convulsives qu'elles excitent dans les muscles du visage , déterminent des grimaces , des tics , des distorsions des différentes parties mobiles de cette région et de la bouche en particulier; phénomènes secondaires de ces douleurs nerveuses, qui empruntent quelque chose de la physionomie du sourire tétanique, mais qui s'en distinguent par leur périodicité régulière, ou atypique, et par les autres caractères propres aux névralgies, en général (1). Cette disposition est d'ailleurs communément bornée à un côté de la face. Elle tient plus de la convulsion que du spasme véritable , et elle cesse avec l'attaque névralgique dont elle est le

_____

(1) *Voyez* la Table synoptique de la névralgie de M. le professeur *Chaussier.*

résultat. Tel était le cas observé par *Sauvages*. Une dame était attaquée depuis plusieurs mois d'un tic douloureux : elle restait calme,
pourvu que le matin elle prît des précautions en ouvrant la bouche;
mais si elle remuait la mâchoire pour parler, pour manger ou même
pour rire, elle éprouvait sur-le-champ vers le tendon du masséter et
dans son voisinage, des douleurs accompagnées de mouvemens convulsifs continués pendant presque tout le jour, et qui donnaient à
la moitié latérale de la face l'aspect du *rire canin* (1). *F. Hoffmann*
a vu quelquefois une douleur très-violente des orteils produire le
sourire tétanique (*spasmus cynicus*) (2).

Tétanos. Lorsque pour désigner l'état convulsif des muscles du
visage, et de la bouche spécialement, je me suis servi de l'expression de *sourire tétanique*, j'ai eu soin de motiver ma dénomination;
et à cet effet, j'ai indiqué les rapprochemens qui m'ont paru devoir
être admis entre la nature propre de ce symptôme et celle des
spasmes tétaniques en général. Je n'y reviendrai pas ici. Je dois
dire seulement que dans le tétanos, maladie éminemment spasmodique, le symptôme dont je parle est, pour l'ordinaire, parfaitement
dessiné. Cependant on ne l'y observe pas toujours : car il suppose
nécessairement l'extension du mal aux muscles de la face, et le tétanos est quelquefois, comme on sait, partiel, borné à quelque division
de l'appareil musculaire animal ; mais il est constant lorsqu'il y a
trismus maxillaire, quoiqu'il ne soit pas toujours également appréciable. J'ai pu l'observer très-bien à l'hôpital de madame Necker sur
deux hommes atteints d'un tétanos universel, l'un au quinzième jour
de l'opération du sarcocèle, l'autre au cinquième jour de celle d'une
hernie inguinale. Il y avait trismus complet, rétraction des lèvres
en dehors avec de petits mouvemens fréquens de diduction latérale, et de plus, chez le premier, expuition copieuse et permanente

(1) *Sauvages*, Nosol. meth., cl. 4, ord. 1, gen. *trismus*, sp. 14.
(2) Med. ration. system., t. 3, sect. 1, cap. 5, n.º 30.

du fluide salivaire. Tous deux ont succombé le quatrième jour après l'invasion du spasme maxillaire , sans avoir éprouvé d'altération dans l'exercice des fonctions intellectuelles.

Une légère convulsion des muscles labiaux , qui n'est point encore le sourire tétanique véritable, devient quelquefois l'indice de l'imminence du tétanos trismique, ou général.

Convulsions. Le sourire tétanique est un des attributs caracté-ristiques ordinaires des convulsions et des maladies convulsives en général , soit comme signe précurseur, soit comme symptôme con-comitant. On ne doit pas s'en étonner , car lui-même est un véritable phénomène convulsif.

Il est quelques signes extérieurs dont l'exploration attentive peut fournir un indice presque certain de convulsions plus ou moins prochaines. Beaucoup de praticiens ont surtout parlé de cette sorte d'épanouissement ou d'irradiation des traits du visage, exprimant comme le premier degré du sourire naturel ; mode d'expression pathologique appelé *face riante, air riant ,* etc. , et qui semble être l'apanage presque exclusif de l'enfance. *Hippocrate* (1), *Aristote* (2) l'avaient déjà signalé. Il est, comme on l'a dit, le prodrôme indi-cateur des convulsions générales imminentes ; ou plutôt, ce sourire est l'effet d'une convulsion, légère il est vrai, mais réelle, des muscles de la face. Il consiste parfois dans de petits mouvemens fré-quemment répétés , dans de petites saccades convulsives des muscles petits sus-maxillo-labiaux et zygomatiques (3).Les enfans le présentent surtout pendant le sommeil ; et, selon la remarque pratique de *Rosen* (4), il annonce plus sûrement encore l'état convulsif, s'il a

___

(1) De septim. part.
(2) Hist. animal., lib. 7.
(3) *Baumes*, ouvrage cité, p. 347.
(4) Traité des maladies des enfans, trad. française. Montpell.. 1792, in-8., chap. 10, p. 50.

lieu lorsqu'ils sont éveillés. Il se montre plus particulièrement aussi pendant les premiers mois qui suivent la naissance, et lorsque les dents commencent à pousser. C'est à cette dernière époque que *Van-Swieten*, *Camper*, *Barthez*, etc., l'ont observé. Ce sourire convulsif, chez les enfans, n'est pas toujours suivi des accidens qu'il semblerait autoriser à faire craindre. Aussi ne constitue-t-il pas en général par lui-même un symptôme dangereux, s'il n'est qu'instantané et peu fréquent. Toutefois, il ne doit pas moins fixer l'attention du médecin, qui devra s'attacher à en explorer les causes, souvent très-variées, pour les éloigner ou les combattre. M. *Baumes* (1) ne le considère pas pourtant comme un signe fâcheux pendant l'éruption des dents : « Quant aux mouvemens convulsifs qui constitue, dit-il, chez les enfans la face riante pendant qu'ils dorment, ils sont indifférens pour ceux chez lesquels les dents poussent; mais ils sont formidables pour les enfans qui sont travaillés d'une fièvre lente, comme *Vossius* l'a observé ».

. Si le sourire tétanique précède et annonce souvent les convulsions en général, souvent aussi il les accompagne, ou, pour mieux dire, il est lui-même un mode de convulsion, une conséquence nécessaire de la convulsion déja caractérisée. Les muscles du visage, contractés alors, impriment à toutes les parties mobiles de cette région des mouvemens insolites et forcés qui en altèrent, en modifient plus ou moins sensiblement l'expression physionomique. De là ces distorsions rétractiles, ces contorsions variées des lèvres avec grincement de dents, qui déterminent ainsi le sourire tétanique, mais d'une manière alternative, passagère, instantanée comme tous les autres mouvemens convulsifs ordinaires.

Le rire lui-même se remarque aussi quelquefois pendant les attaques de convulsions; il y figure ou comme effet d'un délire joyeux

(1) Ouvrage cité, p. 352.

concomitant, ou comme phénomène convulsif sympathique de la cause d'où dépendent les convulsions qu'alors il accompagne accidentellement.

Qui le croirait ? l'homme, toujours, habile à inventer de nouveaux supplices, à été chercher jusque dans le sein des plaisirs destinés à prolonger ou embellir la vie, des causes propres à l'éteindre : il a poussé le raffinement jusque dans le choix des moyens de destruction de son semblable ; et dans son industrieuse barbarie, il a enfin trouvé l'art subtil d'appeler la douleur sur les traces de la jouissance, de faire du plaisir même un supplice, et d'un sentiment délectable une torture affreuse. Non, il ne s'est pas contenté de soustraire à la vie de malheureuses victimes des préjugés et de l'erreur : il a voulu encore que le moment terrible qui ferme l'existence, fût marqué par des ris ; et pour rendre ainsi le tourment plus horrible, il a exigé qu'il fût accompagné, du moins en apparence, des signes ordinaires du plaisir et de la joie. Qui ne sait en effet qu'autrefois on tourmentait quelques infortunés en les liant sur un banc, et en leur chatouillant la plante des pieds, au point de provoquer un rire convulsif et forcé ? Par ce singulier supplice, on en contraignait quelques-uns à changer d'opinion. Plusieurs périrent au milieu de convulsions épouvantables et de ris immodérés.

Danse de Saint-Guy. J'ai vu, à l'Hôpital des Enfans, plusieurs malades attaqués de cette singulière affection. Ils exécutaient presque habituellement, des grimaces extraordinaires et forcées, marquées surtout par des contorsions de bouche, l'abaissement outré de l'un des angles des lèvres, et l'agitation spasmodique des muscles de la face en général. Mais cette disposition du visage dans la chorée ne ressemble communément en rien au sourire tétanique. Cependant je lis dans un recueil d'observations, l'histoire d'une danse de Saint-Guy chez une femme, qui en même temps était tourmentée d'une faim canine : cette malade avait des contorsions de bouche quelquefois effrayantes, et d'autres fois elle semblait sourire assez agréablement (1).

Paralysie. Qui ne connaît la disposition si remarquable de la face dans l'hémiplégie? On sait très-bien qu'alors les muscles d'un côté du visage étant paralysés, ceux du côté opposé, demeurés sains, agissent sur les parties mobiles qu'ils sont destinés à mouvoir, et les entraînent par le fait seul de la contractilité de tissu dont ils restent doués vers leurs points d'attache fixe. Voilà d'où naît inévitablement cette diastrophie ou torsion de bouche dans la paralysie hémilatérale de la face, sorte de déformation morbide à laquelle quelques personnes ont aussi donné, mais bien à tort, le nom de *rire sardonique,* avec lequel quelques autres l'ont confondu, sans doute d'après un examen peu réfléchi.

Par suite de cette manière d'être, le visage, chez les hémiplégiques, présente dans le mécanisme du sourire aspasmique, ainsi que dans celui du rire proprement dit, un caractère tout particulier d'expression : il ne sourit, il ne rit vraiment que d'un côté, l'autre demeurant tout-à-fait impassible ; ce qui détermine dans le jeu de la physionomie un contraste aussi frappant qu'il est pénible à considérer. Cette remarque est du reste applicable à tous les autres modes expressifs du visage, qui ont pour agent l'appareil musculaire facial pendant l'agitation des passions.

2.° *Névroses de la voix.*

Puisque le rire se caractérise surtout par une succession rapide de roulades ou éclats résonnans et vibratiles exécutés par les organes de l'appareil vocal, on conçoit sans peine que dans la voix convulsive et dans l'aphonie nerveuse, où il y a difficulté, discordance, ou dé-

(1) Recueil d'observations de médecine des hôpitaux militaires, par *Richard Dehautesierck*, t. 2, p. 453.

faut absolu des sons; ce phénomène physiologique doit nécessairement éprouver, du moins quant à la production des tons, des altérations analogues à celles qu'ont éprouvées la voix et là parole dans ces sortes de névroses. Cela est de toute évidence.

§. III. *Névroses des fonctions nutritives.*

Je ne m'arrêterai qu'à quelques-unes d'entre elles.

1.° *Névroses de la digestion.*

Coliques. Ces maladies, que l'on pourrait en général considérer elles-mêmes comme une espèce de convulsion du canal intestinal, en déterminent quelquefois une sympathique dans d'autres parties du corps, et spécialement dans les muscles de la face. De là, conséquemment, le sourire tétanique. *Sauvages* fait mention d'une espèce de colique qu'il nomme *rachialgie-arthritique*, dans laquelle les malades éprouvaient un *tic cynique* ou une envie de rire déterminée, dit-il, par l'irritation du cardia (1). C'était sans doute le sourire tétanique.

On sait combien sont sujets aux douleurs d'entrailles, appelées *tranchées*, les enfans encore à la mamelle. Le léger sourire convulsif dont j'ai déjà parlé s'y remarque fréquemment. D'autres fois il les précède et les annonce. *Armstrong, Rosen* (2), *Underwood* (3), en parlent d'une manière spéciale, et paraissent y attacher beaucoup d'importance. Ce dernier le croit produit seulement par des vents retenus dans l'estomac des enfans nouveau-nés. Il conseille donc, si l'enfant dort trop long-temps, et si le sourire revient souvent, de

---

(1) Nosol., clas. 7, ord. 5, gen. 29, spec. 4.
(2) Ouvrage cité, chap. 7, p. 30.
(3) Traité des maladies des enfans, traduit de l'anglais, in-8. Paris 1795, chap. 3, p. 28-33.

lever le petit malade, de le frapper doucement sur le dos, de lui frictionner l'estomac et l'abdomen devant le feu, afin de provoquer ainsi l'expulsion des gaz dont la présence a déterminé ce petit mouvement convulsif, marqué surtout pendant le sommeil.

Ce sourire morbide chez les enfans, s'exprime, pour l'ordinaire, sous des traits doux et gracieux ; circonstance qu'il importe de bien noter pour ne pas s'en laisser imposer sur la nature et la cause de ce mode d'expression faciale. Si l'enfant n'a pas plus de deux à trois mois, ou si étant plus âgé, vous le voyez sourire pendant son sommeil ou après être éveillé, mais sans motif appréciable, nul doute que ce sourire ne soit une convulsion des muscles du visage. Le charme de ce trait fugitif de la physionomie chez les enfans, au berceau avait vivement frappé le médecin anglais que je viens de citer. Il compare l'impression exercée par les gaz sur la tunique nerveuse de l'estomac et des intestins à une espèce de chatouillement analogue à celui qu'excitent les barbes d'une plume ; « et voilà comment, dit-il, cette sensation produit le plus agréable sourire que j'aie jamais contemplé avec plaisir. » Mais le sourire tétanique cesse d'être gracieux lorsqu'il est plus prononcé. C'est ce qui arrive d'ordinaire dans ces mêmes coliques des nourrissons. Alors « communément, remarque M. *Baumes*, le sommeil est rare, de courte durée, agité ; le *sourire tétanique* s'observe souvent sur ceux qui s'assoupissent après de vives tranchées. Les réveils sont subits, accompagnés de cris et de larmes ». (1).

J'ai lu dans le Traité des Passions de *Descartes*, et dans les Ephémérides germaniques, que *Vivès*, écrivain espagnol, était pris d'un rire extraordinaire, lorsqu'après avoir été long-temps sans manger, il essayait de prendre des alimens : fait aussi bizarre qu'inexplicable, malgré l'explication du philosophe que je viens de nommer. Le même recueil scientifique (2) contient un autre fait égale-

(1) Ouvrage cité, p. 384.
(2) Decur. 11, ann. 3, observat. 2, p. 20.

ment fort singulier ; mais dont il est plus aisé cependant de se rendre
compte. Il s'agit d'une femme qui ne pouvait en aucune manière
soulager son ventre sans qu'auparavant elle ne se fût excitée à rire.
Stimulée par quelque agréable plaisanterie, elle riait aux éclats, et
se procurait ainsi des selles abondantes et faciles. Mais cette femme
était hémiplégique. Or, le gros intestin avait probablement perdu
beaucoup de sa force contractile expultrice ; et dès-lors on conçoit
l'influence réelle du rire sur l'excrétion alvine, provoquée par les
pressions succussives et répétées du diaphragme, et particulièrement
des muscles abdominaux sur le tube digestif stimulé et fortement
aidé dans son action par les efforts réunis de ces puissances auxi-
liaires. L'émission involontaire de l'urine chez cette malade, sans
doute par suite de l'affaiblissement ou de la paralysie du col de la
vessie ; rend notre conjecture presque une explication démons-
trative.

2.° Névroses de la respiration.

Asphyxie. Il paraît que, dans quelques cas, cet état de mort apparente, loin d'être une situation pénible, ainsi qu'on serait tenté de
le croire, est au contraire accompagné d'un sentiment de bien-être
particulier, d'une sorte de sensation voluptueuse. C'est du moins ce
que semble prouver le témoignage de quelques personnes asphyxiées
par la vapeur de certains gaz non respirables, délétères, ou méphy-
tiques, et qui ont été rappelées à la vie. Un homme asphyxié par
l'impression d'une vapeur méphytique dans une cave, lorsqu'on
l'eut fait revenir à lui, dit qu'à l'instant où il avait perdu connaissance il avait éprouvé un sentiment de volupté. Un délire inexpri-
mable occupait doucement son imagination; et sur le bord du tom-
beau, non-seulement il était exempt d'oppression et de douleur,
mais même il goûtait une satisfaction délicieuse (1). M. le professeur

(1) Histoire de l'Académie des Sciences, ann. 1773, observation publiée par
Baumé.

Hallé parle d'une espèce particulière d'asphyxie produite par le
plomb dégagé des fosses d'aisances, dans laquelle le malade rit,
ou chante, ou fait entendre des sons modulés, déraisonne, jase beaucoup, et tombe asphyxié (1).

Cependant il s'en faut bien que toutes les émanations délétères
gazéiformes agissent de cette manière sur l'économie en étouffant
le principe vital. Les expériences de MM. *Vauquelin* et *Thénard*
ont démontré que l'asphyxie par le gaz oxydule d'azote n'est pas,
ainsi qu'on l'avait cru, exempte de souffrance; et le second de ces
professeurs fait judicieusement remarquer dans ses cours que si le
visage des personnes qui ont respiré ce gaz a paru quelquefois exprimer le sourire, ce sourire, loin d'être le signe d'un état de jouissance intérieure, n'est que le symptôme de l'angoisse et de la douleur : c'est un mouvement convulsif des muscles de la face; c'est
le sourire tétanique.

Ce dernier accident peut se manifester dans toutes les asphyxies
accompagnées de convulsions. C'est ainsi qu'un homme asphyxié
par le méphytisme d'un puits fut trouvé mordant l'un de ses ca-
marades à la cuisse avec une telle violence, que, pour l'en détacher,
il fallut arracher l'étoffe et déchirer les chairs (2).

Asthme. Un médecin très-occupé, âgé d'environ quarante ans,
éprouvait depuis plusieurs années un rire involontaire qui revenait
de temps à autre avec beaucoup de violence, pour le moindre sujet, et quelquefois même sans aucune raison. Depuis plus long-
temps encore, ce médecin était affecté d'asthme; il n'en vaquait pas
moins librement à ses exercices ordinaires. Sans doute l'affection
dispnéique n'a eu aucune influence sur la production de ce rire insolite, qui, peut-être, tenait à un état hypocondriaque (3).

(1) Recherches sur la nature et les effets du méphytisme des fosses d'aisances.
Paris 1785, p. 98-99.

(2) Journal de physique de l'abbé *Rozier*. Novembre 1776, t. 8, p. 402.

(3) Mémoires de l'Académie des Sciences, collect. part. étrang., t. 7, p. 670,
obs. 164.

§. IV. *Névroses de la génération.*

Satyriase. Cabrol rapporte qu'un homme atteint de cette maladie, pour avoir pris une sorte de préparation où entraient les cantharides, fut trouvé mort, ayant la bouche riante et montrant les dents. Le pénis était gangrené (1).

Nymphomanie. Dans la troisième période de la nymphomanie, où l'état d'aliénation mentale et de fureur érotique est porté à son comble, souvent on voit succéder aux accès de cette exaltation des desirs amoureux, les saillies d'une joie folle marquées par des ris inconsidérés.

Hystérie. Les femmes sujettes aux attaques hystériques sont prises quelquefois au début, et même dans le cours des accès, d'éclats de rire involontaires, immodérés et comme spasmodiques, parfois précédés, mais le plus communément suivis de pleurs abondans et aussi involontaires. *Houlier* a connu deux sœurs attaquées d'hystérie qui jetaient de longs éclats de rire, une heure et quelquefois deux heures avant l'imminence des accès, sans qu'on pût les en empêcher par aucun moyen (2). Il n'est pas rare de voir ici les ris et les larmes alterner et se succéder plusieurs fois et avec tant de promptitude, que les malades semblent rire et pleurer en même temps. Ces actes, comme tous ceux qui s'exercent pendant les attaques hystériques, sont absolument involontaires, quelque chose que l'on fasse pour s'en abstenir.

Dans certains cas, l'hystérie s'annonce chez quelques femmes par une espèce de tic qui affecte les différentes parties du visage, les lèvres, par exemple; ce qui constitue une sorte de sourire téta-nique.

----

(1) Observ. anatom., n.° 17.
(2) *Hollerii*, de morb. int. lib. 11, cap. 59.

ART. V.

Du Rire pathologique dans quelques lésions organiques.

Phthisie. On a cru voir quelque sorte de ressemblance entre l'expression du sourire ordinaire et l'aspect hideux du visage terne et décharné des phthisiques parvenus au dernier degré de marasme, alors que les joues creuses et comme collées aux dents paraissent retirer en dehors les commissures labiales. Leurs cadavres conservent ordinairement cette disposition (1).

Hydrocéphale. Dans l'hydrocéphale interne aiguë, et vers la fin de l'hydropisie chronique, soit de l'intérieur du crâne, soit des ventricules cérébraux, on remarque fréquemment parmi les signes de la compression de l'encéphale des grincemens de dents, des agitations convulsives des muscles des lèvres, qui donnent à la bouche l'expression du sourire tétanique. Cet accident dénote une mort prochaine.

Vers intestinaux. Une foule de phénomènes sympathiques anomaux sont, comme on sait, le résultat fréquent de la présence des vers dans l'intérieur du canal alimentaire. Le sourire tétanique figure quelquefois parmi les symptômes toujours plus ou moins équivoques de l'existence positive de ces êtres parasites dans les cavités digestives ; et ici encore, l'état convulsif de la bouche et des autres parties mobiles de la face qui constitue la physionomie riante ou le premier degré du sourire tétanique, est un symptôme plus particulier à l'enfance qu'à tout autre âge de la vie. Réuni à quelques autres signes indicateurs des affections vermineuses, ce sourire convulsif fournit donc, chez l'enfant, une assez forte présomption sur

---

(1) *Landré-Beauvais*, Séméiotique, art. 1726, p. 471.

la présence des vers dans les voies intestinales. Je dis une présomption, car tous ces signes peuvent être si variés, et sont si peu
certains, pris isolément, dans le diagnostique des vers, que l'éjection
de ces animaux au-dehors est vraiment le seul symptôme pathognô-
monique de leur existence. Le grincement de dents en est un indice
assez ordinaire : or, il ne peut guère avoir lieu sans une espèce de
sourire tétanique concomitant. Ce sourire consiste quelquefois dans
une disposition particulière de la bouche, dans une sorte de trémulation, d'agitation convulsive des lèvres, et spécialement de la
lèvre inférieure.

Van-Doeveren (1) rapporte l'observation d'un soldat qui, aux
approches du paroxysme d'une fièvre intermittente, présentait le
rire sardonique, accident qui disparut, ainsi que la fièvre, après
l'expulsion d'un ver lombricoïde par l'action d'un émétique. On
trouve dans un recueil d'observations celle d'un jeune homme de
treize à quatorze ans, attaqué de convulsions générales d'un caractère fort extraordinaire. Elles s'apaisaient, disparaissaient même
quand le malade entendait chanter, ou jouer du violon. Il y avait
convulsion de la langue, difficulté extrême de la parole, appétit
vorace, impossibilité presque absolue de la mastication ; dernière
opération qui était accompagnée d'un *ris vraiment sardonique*,
ajoute l'auteur de ce fait. La mort les termina le dix-huitième jour.
A l'inspection cadavérique, on trouva sept ascarides lombricoïdes
logés dans l'iléum et les gros intestins. On en avait retiré un de la
bouche du malade au moment de l'agonie (2).

M. *Alibert* a relaté dans ses Elémens de Thérapeutique (3) l'observation d'une petite fille âgée d'environ douze ans, qui ayant été
fort incommodée d'une affection vermineuse, resta sujette au somnambulisme et à des convulsions périodiques qui prirent presque

(1) Observations physico-médicales sur les vers, p. 292.
(2) Recueil d'observations de médecine militaire, t. 2, p. 476.
(3) T. 2, p. 52.

toutes les formes sous lesquelles les maladies spasmodiques peuvent se montrer. Les accès s'annonçaient par une augmentation assez sensible d'excitement dans l'universalité des fonctions. Pouls légèrement fébrile, *rire d'abord convulsif*, *puis sardonique*. On ne voit pas très-clairement ici de quel symptôme entend parler M. *Alibert*. Est-ce du rire véritable? Mais d'après l'acception vulgaire, *rire convulsif* et *rire sardonique* sont deux choses tout-à-fait synonymes. Peut-être a-t-il voulu désigner par-là deux variétés du sourire tétanique établies sur le mode particulier de contraction des muscles faciaux, la convulsion clonique et la convulsion tonique, donnant à la première l'épithète de *rire convulsif*, à la seconde celle de *rire sardonique*.

Le rire lui-même a, je crois, été observé aussi dans quelques cas de maladies vermineuses.

ART. VI.

Du Rire pathologique dans quelques maladies chirurgicales.

Il en est de plusieurs maladies chirurgicales, par rapport au rire et au sourire symptomatiques, comme du plus grand nombre des affections internes que nous venons de parcourir : ces phénomènes ne sont point essentiellement liés à leur existence, et lorsqu'ils les accompagnent, c'est toujours accidentellement et par suite de quelque complication ataxique ou du développement d'un état nerveux. Quoi qu'il en soit, la nature connue de ces deux symptômes fait déjà préjuger la classe de lésions chirurgicales les plus favorables à leur apparition. Ces lésions appartiennent presque exclusivement aux dérangemens physiques ou mécaniques, et parmi ceux-ci les plaies, les fractures et les luxations occupent, sans contredit, le premier rang, puisqu'ils renferment les cas chirurgicaux les plus propres à décider les convulsions en général, dont le sourire et le rire symptomatiques ne sont que des modifications particulières.

Certaines solutions de continuité des parties molles, auxquelles on a plus spécialement assigné pour effet ou l'un ou l'autre de ces deux phénomènes séméiotiques, doivent seules fixer un instant notre attention.

Quelque simple que soit en apparence une blessure qui intéresse le tissu de nos organes sensibles, elle peut entraîner consécutivement des accidens plus ou moins fâcheux, parmi lesquels les symptômes nerveux sont, à coup sûr, et les plus formidables et les plus à craindre. Ces accidens sont surtout fréquens à la suite des plaies par piqûre, lorsque l'instrument vulnérant a pénétré dans des parties d'une texture dense et éminemment nerveuse, dilacéré, piqué, ou imparfaitement divisé quelques filets de nerfs. Et voilà comment quelques lésions de ce genre déterminent si souvent des convulsions, des spasmes, le trismus, le tétanos même, et conséquemment le sourire tétanique.

On peut voir au Musée Napoléon l'expression très-bien dessinée du sourire tétanique sur le visage du juge prévaricateur écorché, de *Claissens*. Dans le superbe tableau de M. *Girodet*, représentant une scène du déluge, la même expression physionomique est rendue avec une effrayante vérité dans les traits du principal personnage suspendu à la branche fatale, et soutenant encore tout le poids de son vieux père et de toute sa famille.

On dit que *Cléomène*, fils et successeur d'*Anaxandride*, roi de Lacédémone, étant devenu fou et voulant se donner la mort, se déchiqueta la peau depuis les talons jusqu'aux organes génitaux ; supplice volontaire et bizarre qui l'obligea à rire jusqu'à la fin, et détermina la diduction spasmodique des lèvres ou le sourire tétanique (1). C'est ainsi que l'homme qui cherche à subjuguer la douleur et montrer un courage stoïque au milieu des plus horribles souffrances, contractant avec force ses lèvres et leurs muscles diducteurs, imprime à son visage l'expression du sourire tétanique.

(1) *Laur. Joubert*, Traité du Ris, liv. 2, p. 174.

Il est une espèce de rire forcé que nous arrache quelquefois une douleur véritable. Voilà comment, par exemple, nous rions en effet malgré nous lorsque quelqu'un nous serre douloureusement les poignets. M. B**, homme de beaucoup d'esprit et d'une grande sagacité, m'a dit avoir ressenti quelquefois à la cuisse une petite douleur instantanée, mais assez vive, qui l'obligeait à y porter la main en riant un peu et en quelque sorte malgré lui.

Mais disons quelque chose de certains cas chirurgicaux dans lesquels on a surtout signalé le sourire tétanique.

C'est une opinion presque universellement reçue, que le *rire sardonique* accompagne toujours et nécessairement les blessures du diaphragme. Depuis le père de la médecine, on répète, comme par écho, cette doctrine, qui est devenue une sorte d'axiome chirurgical, dont à peine on oserait douter sans quelque scrupule. Pourtant il s'en faut bien que ce fait soit constant, et pour s'en convaincre, on n'a qu'à consulter l'observation exacte, à laquelle il faut toujours en appeler, si l'on veut se mettre en garde contre l'erreur ou la prévention, et ne pas trop déférer à l'autorité souvent séduisante des grands maîtres de l'art.

Je ne veux point multiplier ici les citations. Mon dessein n'est pas non plus de m'arrêter beaucoup à cette question séméiotique : je craindrais de me répéter ; car les réflexions que j'ai émises ailleurs, en parlant de l'inflammation du diaphragme, sont presque en tout applicables à la théorie des lésions physiques de ce grand muscle ; lésions incomparablement plus fréquentes que son état phlegmasique. Abstraction faite de ses ruptures, de ses érosions ulcératives, de ses perforations accidentelles, le diaphragme, accessible à l'action des corps vulnérans, devient assez souvent le siége de blessures, toujours très-graves, et qui ont été connues des médecins de l'antiquité la plus reculée. Pourquoi donc de toutes les altérations physiques de cet organe, les plaies ont-elles seules été signalées comme causes ordinaires du *ris sardonique*? Je l'ignore ; mais ce que je sais très-bien, c'est que ce même *ris sardonique* n'est point le symptôme inséparable de ces plaies, quel que soit le phénomène que l'on ait voulu désigner par-là. Voilà du moins ce que démontrent le rapprochement et la comparaison des faits recueillis sur cette matière. Il y a plus encore : le nombre des cas de blessures du diaphragme, sans manifestation du *ris sardonien*, l'emporte évidemment sur le nombre des cas de blessures de ce muscle qui ont eu ce phénomène pour symptôme ; et parmi ces derniers, il en est quelques-uns dont la réalité pourrait être contestée, puisque l'inspection cadavérique n'en a point constaté le diagnostique, et que d'ailleurs la lésion des parois abdominale ou thoracique, et plus spécialement encore celle des viscères contigus au diaphragme, peuvent occasionner des accidens analogues.

Cette considération est donc applicable au fait intéressant rapporté par *Hippocrate* (1) ; car, quoiqu'il soit très-probable que le diaphragme ait été blessé, l'existence de cette blessure n'est pourtant, après tout, qu'une présomption. Au reste, Thycon, qui reçut au siége de Date un trait dans la poitrine, et qui fait le sujet de cette observation, fut pris bientôt après d'un rire convulsif véritable ; phénomène qui n'a rien de commun avec le sourire tétanique, puisqu'il faut que je le dise encore une fois. Le malade mourut le troisième jour dans les convulsions.

Je pourrais en dire autant du passage de *Pline* touchant la mort de quelques combattans et de certains gladiateurs qui sont morts en riant à la suite des blessures du diaphragme : *Ob hoc in prœliis gladiatorumque spectaculis mortem cum risu trajecta prœcordia attulerunt* (2) ; car cette remarque du grand naturaliste latin est peut-être moins le fruit d'une rigoureuse observation qu'en effet la conséquence de l'hypothèse qui fait de ce muscle le siége du rire et de la joie. C'est sans doute aussi d'après ce passage, que le *Tasse* fait mourir en riant un de ses valeureux guerriers blessé par la main d'*Altamore ?* Dans le supplice affreux de l'empalement, les malheureux condamnés à pé-

(1) Epid., lib. 5, n.° 97. Epid., lib. 7, n.° 135.
(2) Natural. hist., lib. 11, cap. 37.

rir au milieu des angoisses les plus horribles, présentent, dit-on, le sourire tétanique, lorsque le piquet, profondément enfoncé dans les entrailles, vient percer de sa pointe aiguë la cloison diaphragmatique. Cela se conçoit sans peine; mais on se doute bien aussi que, pour que cet accident ait lieu, il n'est pas indispensable que le diaphragme lui-même soit déchiré: l'irritation des viscères abdominaux en est, certes, une cause plus que suffisante.

Quoique les lésions du diaphragme en général aient été considérées comme causes ordinaires du *ris sardonique* (pour parler un moment le langage reçu), cependant on l'a plus particulièrement encore attribué à celles qui en intéressent la partie moyenne ou le centre frénique; et dans cette supposition, lorsque ce phénomène ne s'est point manifesté, on a dit que la portion musculeuse avait seule été lésée. Je crois que c'est encore là une proposition hasardée, qui ne repose pas sur des faits bien précis. Peut-être même n'est-elle que le fruit du raisonnement ou la conséquence immédiate de l'opinion des anciens, qui croyaient le centre fibreux du diaphragme de nature nerveuse, et y avaient placé le siége du sentiment et des passions. *Paré*, qui rapporte deux cas de plaie du même muscle, ne dit pas un mot du *ris sardonique*. Cependant, dans l'un de ces cas, devenu mortel au troisième jour de la blessure, le centre aponévrotique avait été divisé de manière à permettre à l'estomac de faire hernie dans le thorax (1). Dans son livre des Rapports, lorsqu'il indique les signes des plaies diaphragmatiques, ce père de la chirurgie française ne dit rien encore du symptôme en question.

Au reste, s'il est vrai que le *ris sardonique* (je donne à ce mot toute la latitude possible) soit un symptôme plus particulier aux affections du diaphragme en général qu'à celles de tout autre organe, ce qui pourtant demanderait de nouvelles recherches, il faut toujours ici, de même que dans l'état inflammatoire de ce muscle,

---

(1) Œuvres d'*Ambroise Paré*, liv. 9, chap. 32.

considérer ce symptôme comme un phénomène convulsif sympathique, quelquefois subordonné au délire, d'autres fois indépendant du trouble frénétique, et dont la cause excitatrice nous échappe.

Ne nous en étonnons pas: il est impossible qu'un organe dont les fonctions sont aussi directement liées à l'exercice de la vie, n'influe pas fortement, lorsqu'il est malade, sur tout le reste de l'économie; mode d'influence pathologique d'où dérive, par une conséquence nécessaire et inévitable, une foule d'accidens fâcheux et variés. Une autre considération non moins importante et qui ne doit point nous échapper ici, c'est que les organes essentiels qui avoisinent le diaphragme et sont en quelque sorte le foyer de la vie, restent rarement intacts quand lui-même est lésé; et de combien de symptômes terribles de pareils désordres ne deviennent-ils pas la source!

Mais hâtons-nous de parcourir les autres cas qu'il nous reste à examiner sous le point de vue qui nous occupe.

Il n'est aucune lésion extérieure, il n'est point d'opérations chirurgicales, même les moins importantes, qui ne puissent devenir, dans certains cas, la cause occasionnelle du sourire tétanique, parce qu'il n'en est aucune qui ne soit susceptible de déterminer les convulsions ou le tétanos en général. C'est là une observation pratique dont l'expérience confirme chaque jour la vérité. Je pourrais donc m'en tenir à cette réflexion générale, si d'ailleurs on n'avait cru devoir attribuer plus spécialement l'apparition du sourire tétanique à certains cas chirurgicaux en particulier. Mais je ne ferai que les indiquer.

Les plaies de tête, avec ou sans fracture du crâne, ont été regardées comme une disposition très-favorable au développement du sourire tétanique; et cette remarque est peut-être généralement vraie. J'en trouve un exemple dans le Journal de Médecine (1). Il y est question d'un fracas considérable à la partie supérieure des os pariétaux. On appliqua plusieurs couronnes de trépan pour enle-

_____

(1) Août 1774, vol. 42, p. 184.

ver les pièces osseuses enfoncées : mais le malade était déjà affecté du sourire tétanique (*ris sardonique*), qui persista jusqu'à la mort. L'auteur de ce fait pense qu'on aurait pu prévenir cet accident en procédant plus tôt à la recherche des portions d'os déprimées, exploration qu'il conseille de faire toutes les fois que le *ris sardonique* s'annonce à la suite de ces sortes de blessures.

Fabrice de Hilden a observé le sourire tétanique (*spasmus cynicus*) chez un enfant de dix ans, à la suite d'une plaie de tête dans laquelle le muscle temporo-maxillaire gauche avait été coupé transversalement. Le tétanos lui-même se déclara peu de temps après, et fit périr le malade vers le dixième jour seulement : « *Vixit tamen (quod admirandum) in hoc statu, ultra dies octo vel decem* » (1).

L'opération de la castration, l'une des plus graves de la chirurgie, en est une cause assez ordinaire. Les anciens avaient déjà fait cette remarque. La nature des parties alors intéressées, leur exquise sensibilité, rendent raison de cette fâcheuse préférence. Peut-être la ligature du cordon testiculaire dispose-t-elle plus directement encore à l'accident dont je parle. J'ai cité un cas de tétanos universel survenu au quinzième jour d'une opération de ce genre. Le cordon avait été lié en totalité.

Mais toute autre espèce d'opération chirurgicale peut, ainsi que je viens de le remarquer il n'y a qu'un instant, avoir le même résultat accidentel. *Ambroise Paré*, que nous sommes presque toujours forcés de prendre pour modèle dans l'exercice chirurgical, rapporte un fait aussi intéressant par lui-même que précieux relativement aux excellens préceptes qu'il renferme. Pendant son séjour à Turin, auprès du maréchal de Montejan, ce grand chirurgien avait pratiqué l'amputation du bras gauche, dans son articulation huméro-cubitale, sur un soldat qui, à la suite d'un coup de feu au poignet, eut tout ce membre gangrené, et la moitié correspondante des parois thoraciques enflammée, de manière à faire craindre cette même

---

(1) Centur. 5, observat. 9.

dégénération gangreneuse. Ce malheureux, abandonné par plusieurs
autres chirurgiens, dut son salut aux soins éclairés et compatissans
de *Paré*. Cependant, les accidens furent terribles; car quinze jours
après l'opération, il se manifesta un véritable tétanos, que l'exposition
du malade au froid et à toutes les intempéries de l'air avait fait pro-
nostiquer à *Paré*. « Et le voyant en tel spasme et rétraction de membres, les dents serrées, les lèvres et toute la face tortue et retirée,
comme s'il eust voulu rire du ris sardonic, qui sont signes manifestes
de convulsion : esmeu de pitié, et desirant faire le deu de mon art,
ne pouvant autre chose luy faire pour lors, le feis mettre en une esta-
ble, en laquelle estait grand nombre de bestail, et grande quantité
de fumier : puis trouvay moyen d'avoir du feu en deux réchauds,
près lesquels luy frottay la nucque, bras et jambes, évitant les parties pectorales, avec liniments pour les rétractions et spasmes. Après
enveloppay ledit patient en un drap chaud, le situant audit fumier,
l'ayant premièrement garny et couvert de paille blanche : puis fut
dudit fumier très-bien couvert, où il demoura trois jours et trois
nuicts sans se lever : dedans lequel luy survint un petit flux de ventre
et une grosse sueur. » Alors la bouche commença à s'ouvrir, les accidens se dissipèrent, et *Paré* acheva de conduire la plaie à son entière guérison. « Parquoy faut, ajoute-t-il, que le chirurgien ait
tousjours devant les yeux que Dieu et nature luy commandent ne
laisser les patients sans faire tousjours son devoir : combien qu'il
prévoye tous signes mortels. Car nature fait souvent ce qu'il semble
au chirurgien estre impossible : comme tressagement nous démons-
tre l'un de nos docteurs anciens, disant, *contingunt in morbis mons-
tra, sicut et in naturâ* » (1).

(1) *Paré*, liv. 11, chap. 28.

HIPPOCRATIS APHORISMI.

(*Edente* LORRY).

I.

Deliria, cum risu quidem accidentia, securiora : cum studio verò, periculosiora. *Sect. VI, aph.* 53.

II.

Si metus et tristitia multo tempore perseverent, melancholicum hoc ipsum. *Ibid. , aph.* 23.

III.

In febribus, ex somnis pavores, aut convulsiones, malum. *Sect. IV, aph.* 67.

IV.

In febre non intermittente, si labium, aut supercilium, aut oculus, aut nasus pervertatur, si non videat, si non audiat, corpore jam debili existente, quicquid horum fiat, in propinquo mors est. *Ibid., aph.* 49.

V.

Vulneri convulsio superveniens, lethale. *Sect. V, aph.* 2.

VI.

Febrem convulsioni supervenire melius est, quàm convulsionem febri. *Sect. II, aph.* 26.

VII.

Acutorum morborum non omninò tutæ sunt prædictiones, neque mortis, neque sanitatis. *Ibid.. aph.* 19.

www.ingramcontent.com/pod-product-compliance
Lightning Source LLC
Chambersburg PA
CBHW071107210326
41519CB00020B/6197